簡単に作れて、美味しい! おかず&おやつ

食事でよくなる! 子供の発達障害

実践レシピ集

ともだかずこ
糖質オフスイーツ・家庭料理研究家 著
藤川徳美
ふじかわ心療内科クリニック院長 監修

ビタミン文庫
マキノ出版

はじめに

２０１９年3月に、私はマキノ出版から『食事でよくなる！子供の発達障害』を上梓《じょうし》しました。本が発売されると、アマゾンではまたたく間に多くのレビューがつき、わずか数日で増刷が決定するなど、想像以上の反響の大きさに、私自身、大変驚きました。

もちろん賛同の声ばかりではありませんでした。でも、実際に読んでくださったかたから、「希望が持てた」「発達障害の子供を持つ母親目線で書いてあるので共感できた」「食事療法を始めてみます」といったお声をいただいたことは、うれしくもあり、「出版してよかった」と感じました。とくにびっくりしたのは、医師からも反響があったことです。「クリニックで本をお母さんがたにすすめています」と連絡をくださった歯科医師、内科・小児科の医師や、「今まで伝えにくかった発達障害と食事の関連性を、わかりやすく伝えてくれているのでありがたい」とおっしゃってくださった医師がいました。

私の息子もそうなのですが、発達障害の子供の多くは、アゴが小さくて、歯並びが悪いという事例があります。また、発達障害の子供は糖質過多の傾向が強く、こうして、甘いものをよく食べている子は当然、虫歯にもなりやすいはずです。歯科医師などは、その関連性に詳しく、食事の大切さに着目していらっしゃるのだと思います。

　そしてもう一つ、前著を読んでくださったかたから多く寄せられたのが、「もっとたくさんのレシピを知りたい」という声でした。そこで今回、執筆したのが、本書『食事でよくなる！　子供の発達障害　実践レシピ集』です。おかず、サラダ&スープ、主食、おやつの大きく四つに分けて、全部で52のレシピを掲載しました。

　本書で紹介している食事療法は、ふじかわ心療内科クリニック院長・藤川《ふじかわ》徳美《とくみ》先生がふだんの診療ですすめていらっしゃる「藤川式食事栄養療法」にのっとっています。藤川式食事栄養療法の最大の特徴は、たんぱく質と鉄分をじゅうぶんにとること、糖質を控えることの2点です。

　そうはいっても、子供は好き嫌いが多く、とくに発達障害の子供はこだわりが強く、偏食傾向にあります。同じ肉でも、ミンチ肉なら食べられるけど、かたまり肉は食べられないというケースもあるでしょう。そのため、レシピを考案するにあたっては、できるだけお子さんのし好に合わせて選んでいただけるよう、さまざまな食材と調理法のメニューにすることを心がけました。

たんぱく質と鉄分を効率よくとるための動物性食品、エネルギー源として望ましい飽和《ほうわ》脂肪酸《しぼうさん》を豊富に含む動物性脂肪、糖質を極力控えるためのコンニャク麺や低糖質パスタなど、使用している食材も、藤川式食事栄養療法にもとづき選んでいます。

レシピどおりに作っていただいてもいいですし、食事療法の理論が理解できたら、そのポイントを守りさえすれば、各ご家庭でアレンジしていただいてもかまいません。

子供に欠かせないおやつや、忙しいお母さんのための市販品を活用したレシピなども紹介しているので、参考にしてみてください。

これから食事療法を実践してみようと思っているかた、すでに食事療法を実践しているけどまだ自信が持てないかた、もっと料理のレパートリーをふやしたいかたに、この本がお役に立てれば幸いです。

２０１９年11月

ともだかずこ

もくじ

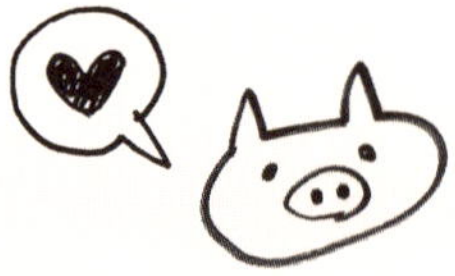

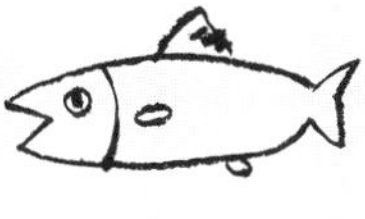

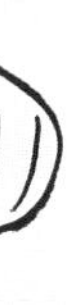

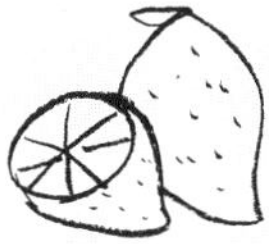

Part 3 食卓に彩りを加える サラダ&スープ

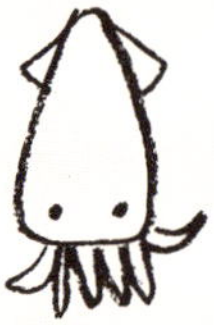

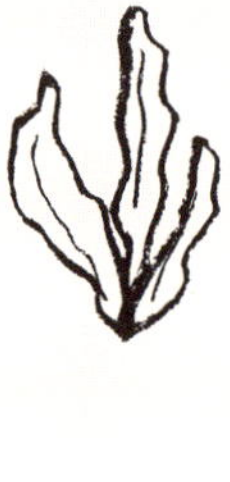

Part 4
昼食にも便利！主食

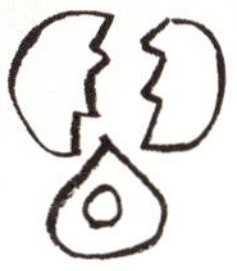

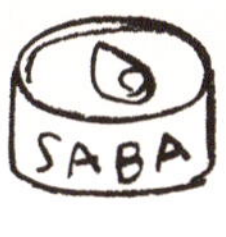

Part 5
糖質は少ないけど、甘～いおやつ

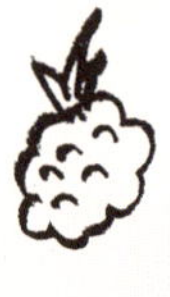

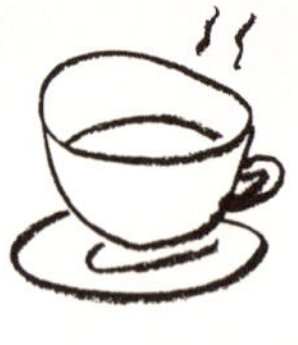

Part 1

子供の発達障害がよくなる食事とは

P.10～14、P.26～48解説：ともだかずこ
P.15～26解説：藤川徳美（ふじかわ心療内科クリニック院長）

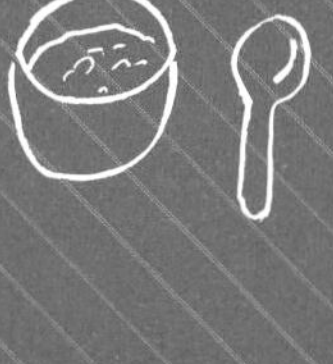

（ADHDと診断された息子が食事療法で劇的改善）

解説＝ともだかずこ

「子供の発達障害がよくなる食事」として私がおすすめするレシピは、本書の監修者である藤《ふじ》川《かわ》徳《とく》美《み》先生の食事栄養療法にもとづいています。

実は、私の息子も「藤川式食事栄養療法」で発達障害が改善した一人です。まずは、その体験談からお話ししましょう。

息子は、小学1年生のころから、友達との鬼ごっこについていけない、ブランコをこげない、鉄棒・登り棒・うんていができないなど、**運動能力の低さが目立つ**ようになりました。

さらに、運動以外にも、忘れ物が多い、鉛筆をよく落としたり、落ちたことに気づかない、集中力がないといったことも指摘され、私が叱ると顔がピクピクッと動く「チック」の症状も現れるようになりました。

そして、小学4年生のときに受診した発達クリニック（発達障害を専門に診《み》るクリニック）で、**息子は発達障害の一つである「注意欠如・多動障害（ＡＤＨＤ＝Attention-deficit hyperactivity disorder）」と診断されたのです。**

医師からは薬の服用をすすめられましたが、私はそれを断りました。

というのも、そのときすでに、**藤川先生の食事栄養療法に出合っていた私には、「息子に食事療法を試してみたい」という思いがあったからです。**

そもそも藤川先生の食事栄養療法は、私が自分自身の体調を改善するために始めたものです。

私は19歳のころから、夏になると食欲が落ち、体重が激減して体力もなくなるなど、ひどい夏バテに苦しんできました。疲れたり、ストレスがたまったりすると、パニック発作を起こすこともありました。

妊娠・出産後はさらに体力が落ち、眠れなくなったり、精神的な不安感も強くなったりしました。息子が1歳のときには、精神科で薬を処方してもらって飲むようになり、のちに「不安障害」と診断されています。

あるとき、ＳＮＳ（ソーシャル・ネットワーキング・サービス）でたどり着いた藤川先生の記事を見て、私はハッとしました。

私がそれまで苦しんできた症状は、**先生がいう「たんぱく質および鉄分不足」の症状にすべて当てはまっていたのです。**

改めて考えてみると、月経が始まった中学生のときから顔にシミができたり、献血をした19歳のときから夏バテをするようになったりしたのも、すべてたんぱく質・鉄分不足が関係していたのかもしれません。

藤川先生は、「疲れやすさや肌荒れ、心の病も、すべてたんぱく質と鉄分不足が原因」とおっしゃっています。

２０１６年３月に藤川先生のクリニックを受診し、貧血の検査をしていただくと、私のフェリチン値（詳しくは25ページを参照）は43ng／mlしかありませんでした（女性の基準値は5～１５７ng／ml、藤川先生が推奨する目標値は１００ng／ml）。

それから私は鉄剤を飲み始め、たんぱく質をしっかりとって糖質を極力控える、藤川式食事栄養療法を実践することにしたのです。

私が食事療法を行うようになると、自然に家族の食事も動物性たんぱく質がふえ、パンなどを買わなくなるおかげで糖質の摂取量がへっていきました。

すると、私自身、肌の調子や体調がよくなり、精神科で出されていた薬が必要なくなっただけでなく、子供たちにも変化が現れてきました。

息子は気管が弱く、以前はカゼをひくと、吸入器が必要なほどセキに苦しんでいたのが、カゼ自体をひきにくくなりました。息子より4歳下の娘も、慢性鼻炎がピタリとおさまりました。

さらに、藤川先生は、**母親がたんぱく質・鉄分不足だと、その子供もたんぱく質や鉄分が足りていないことが多く、それが発達の遅れや多動といった、いわゆる発達障害の症状を招く可能性がある**と述べていらっしゃいます。

２０１６年６月に、地元の小児科で検査をしてもらうと、息子のフェリチン値は25ng／ml（小児の基準値は１００～１３０ng／ml）、ヘモグロビン値は12・０g／dl（男児の基準値は大人と同じ13・０～16・６g／dl）でした。

そこで私は、子供たちの食事による変化を目の当たりにしたことを受け、６月から息子にも鉄剤を飲ませ、ＡＤＨＤと診断された８月からは、藤川式食事栄養療法を本格的に実践することにしました。

すると、結果はすぐに現れました。

まず、鉄剤を飲み始めて1週間もすると、息子が「最近、いくら走っても疲れない」というようになったのです。「鬼ごっこで、足の速い友達に追いついて、タッチできた」とも報告してくれました。

食事療法を本格的に始めた夏休み明けには、それまで苦手だった漢字の小テストで満点をとってきたのも驚きでした。

2段しか跳《と》べなかった跳び箱は、学年末には7段を跳べるようになり、運動会の徒競走でも1位に！

「眠くならずに授業を聞いていられる」と、息子自身も勉強に集中できるようになったことを実感しているようです。

小学5年生の7月に、地元の病院で再度測ってもらったフェリチン値は56ng／mlと、まだ低めでしたが、藤川先生のところへ報告に行くと、「笑顔がふえたね」とおっしゃって、いっしょに喜んでくださいました。

それから、ＡＤＨＤといわれたことが信じられないくらい、困りごとがへってきました。

発達障害の種類と一般的な対処法

解説＝藤川徳美 ふじかわ心療内科クリニック院長

ここで、発達障害に関する基本的な知識をまとめておきましょう。

発達障害とは、生まれつき脳の一部の発達に障害があり、それによって勉強の理解や進め方、人とのかかわりなどで周囲とのミスマッチが生じ、社会生活に困難が発生する障害のことです。

２０１２年の文部科学省の全国調査によると、通常学級に在籍する児童・生徒のなかに、発達障害の特徴を示す子供は全体の約６・５％認められたとのことです。

また、特別支援教育を受けている児童・生徒の数は、２０１２年で支援クラス、支援学級など全部含めて２・９％。この二つを合計すると９・４％となり、全体の約１割の児童が発達障害だといわれています。

広島で心療内科クリニックを開院している私は、精神科医として、通常は15歳以上の患者さんを診療しています。

しかし、なかには受診している患者さんから、「子供が発達障害と診断された」と相談を受け、そのお子さんに対して栄養療法を中心とした治療を行っています。

そういった相談はどんどんふえていて、近年、発達障害の子供が増加している印象があります。

発達障害は、次の三つのタイプに分類されます。

●自閉スペクトラム症／自閉症スペクトラム障害（ASD＝Autism Spectrum Disorder）

自閉症《じへいしょう》、アスペルガー症候群、そのほかの広汎性《こうはんせい》発達障害が含まれます。典型的な特徴は、相互的な対人関係の障害、コミュニケーションの障害、興味や行動の偏り（こだわり）です。感覚が異常に敏感（または鈍感）であったり、柔軟に思考することや変化に対処することがむずかしかったりすることもあります。

●注意欠如・多動性障害（ADHD＝Attention-deficit hyperactivity disorder）

年齢や発達に見合わない多動・衝動性、あるいは不注意、またはその両方の症状が見られる障害で、7歳までに現れるとされています。症状の程度によって、多動・衝動性優勢型、不注意優勢型、混合型に分類されます。

●学習障害（LD＝Learning Disability）

全般的な知的発達に問題はないが、聞く、話す、読む、書く、計算または推論するなど、特定分野の学習が極端に苦手な状態です。こうした能力を要求される小学2～4年生ごろから成績不振が明らかになります。「読み」に困難がある読字障害、「書く」ことに困難がある書字表出障害《しょじひょうしゅつしょうがい》、「計算・推論」に困難がある算数障害に分類されます。

ただし、発達障害の症状は個人差が大きく、これらの症状が、すべての人にそのまま当てはまるわけではありません。また、一人で複数のタイプの発達障害が混合していることもあります。

これ以外に、チック障害（突発的で不規則な体の一部の速い動きや発声をくり返す障害）や吃音《きつおん》（どもること）などの症状、周囲から非難を受けたりして自尊心ややる気が失われ、うつ病、不安障害、睡眠障害、不登校やひきこもりといった「二次障害」が生じることもあります。

発達障害の診断は、専門医のいる小児科や小児発達神経科、児童精神科などで、医師によって行われます。

検査方法は、ＭＲＩ（磁気共鳴画像）や脳波検査といった生理学的な検査のほか、認知・知能などの心理検査、発達検査、生育歴の聞き取り、どんな困りごとがあるかの行動観察や質疑応答などです。

それらの結果から、総合的に発達障害かどうかを判断します。

発達障害と診断されたら、一般的な対処法として行われるのは、「教育・療育的支援」と「薬物療法」です。

教育・療育的支援とは、障害のある子供の発達を促し、自立して生活できるよう援助する取り組みのこと。

これらは、児童発達支援センター、医療型児童発達支援センター、放課後デイサービスなどの「療育センター」で受けることができます。

薬物療法は、主にＡＤＨＤの子供に対して行われ、脳内の神経伝達物質を調整し、症状をコントロールするアトモキセチン（商品名「ストラテラ」）や、塩酸メチルフェニデート（商品名「コンサータ」）などが用いられます。

これらの薬は、人によっては食欲不振、吐きけ、頭痛、動悸《どうき》、興奮、チック障害などの副作用が生じることがあります。

「藤川式食事栄養療法」とは

解説＝藤川徳美　ふじかわ心療内科クリニック院長

私は、教育・療育的支援や薬物療法といった一般的な対処法に対し、**「発達障害は栄養療法で改善できる」と考えています。**

通常は15歳以上の患者さんを診ていて、うつ病、パニック障害、不眠症、心身症、不安障害、強迫性障害、更年期障害などの心身の病気などに対し、栄養療法を中心とした治療を行っています。

こうした心の病気に悩む人の多くは、「質的栄養失調」に陥《おちい》っています。

質的栄養失調とは、「糖質過多＋たんぱく不足＋脂肪酸不足＋ビタミン不足＋ミネラル不足」の状態です。心の病気を抱えている人に限らず、現代人はおなかいっぱい食べて「量的」な食事は足りていても、「質的」な栄養が足りていない人がほとんどです。

とくにたんぱく質、そして女性の場合はミネラルのなかでも鉄分不足が深刻で、それらが精神的な不調の原因にもなっています。

一般的に、鉄分不足というとヘモグロビン値が低いことを問題にしがちですが、私は**「フェリチン値」**を重要視しています。

フェリチンとは、肝臓や脾臓《ひぞう》などに鉄分を蓄えるたんぱく質のことで貯蔵鉄ともいいます。私たちの体内では、血液中のヘモグロビンが不足すると、蓄えていた鉄分が放出され、血液中の鉄分量を調整しています。

ですから、ヘモグロビン値が基準値内でも、フェリチン値が低いと体内の鉄分量はじゅうぶんとはいえないのです。

私のクリニックを訪れる女性患者さんのフェリチン値をみると、２０１４年のデータで、15～50歳の女性患者さんの実に80％近くがフェリチン値30ng／ml以下で、私が目標とする値（１００ng／ml）を大きく下回っていて、明らかな鉄分不足です。

鉄分不足によって現れる症状には、左の表のようなものがあげられます。

鉄分不足によって現れる症状（一覧）

- [ ] イライラしやすい
- [ ] 集中力低下
- [ ] 神経過敏、ささいなことが気になる
- [ ] むずむず脚症候群
- [ ] 立ちくらみ、めまい、耳鳴り
- [ ] 片頭痛
- [ ] 疲れやすい
- [ ] 関節や筋肉などの痛み
- [ ] のどのつまりや違和感
- [ ] 冷え症
- [ ] 朝なかなか起きられない
- [ ] アザができやすい
- [ ] 肌のシミ、脱毛
- [ ] スプーンネイル、二枚爪、爪が柔らかい
- [ ] 不妊
- [ ] 氷を食べる
- [ ] 土を食べる

これらの多くは、うつ病、パニック障害、不安障害などの症状に通じるものがあります。これを見ると、鉄分不足が心の病気に関連していることがよくわかると思います。

10代後半から40代の女性に鉄分不足が多いのは、毎月の月経で血液が体外に出ていき、鉄分が失われるからです。妊娠・出産時には大量の鉄分が胎児に移行し、母体の鉄分不足はさらに深刻化します。

そして、母親が鉄分不足だと、その子供も鉄分不足になります。

鉄は、体の隅々《すみずみ》に酸素を運ぶ赤血球の材料となる以外に、神経伝達物質やホルモンの働き、エネルギー代謝にも大切な役割を担っています。

そのため、鉄分が不足すると、胎児の神経発達が正常に行われなくなります。産後は栄養不足の母乳を飲み、離乳食後は母親と同じような食事をとることで、栄養不足はますます顕著になり、それが子供の発達障害につながります。

なかでも男性は、妊娠・出産で鉄不足になることを想定している女性に比べて、鉄不足への耐性が弱いと考えます。

つまり、女性よりも軽度の鉄不足で、体に影響が出るということ。

実際、自閉症スペクトラムやADHD（注意欠如・多動性障害）を発症しているのは圧倒的に男の子が多いのです。

妊娠時に貧血を指摘された、産後うつ病になった、産後にパニック障害を発症したという母親は、確実に鉄分不足です。

その子供が発達障害だとしたら、母親から引き継いだ質的栄養不足が関係している可能性は高いといえます。

一般的な血液検査では、ヘモグロビン値は調べても、フェリチン値を測定することはほとんどありません。

そのため、ヘモグロビン値が基準値でも、**フェリチン値が低い状態は「隠れ貧血」「潜在性鉄欠乏症」**ともいわれ、見逃されることが多いのです。

ご自身やお子さんに、21ページであげたような鉄分不足の症状が思い当たることはありませんか？

もしあれば、精神面の不調や発達障害と疑われる症状も、栄養療法で改善する可能性は高いといえるでしょう。

なお、日本のフェリチン値の基準値は下限値の設定が低すぎます。一般的な基準値と理想とする目標値を次のページに掲載しましたので、参考にしてください。

鉄分不足に加えて、たんぱく質不足もさまざまな不調を招く大きな要因です。私たちの体は、たんぱく質からできています。

心を落ち着かせる働きのあるセロトニン、喜びを感じさせるドーパミンなどの神経伝達物質も、たんぱく質が原料になっています。

ですから、たんぱく質が不足すると、心の病気、子供の発達にも影響が出てきます。

鉄分不足の人は、その多くがたんぱく質も不足しています。

たんぱく質が足りているかどうかは、血液検査のＢＵＮ（尿《によう》素《そ》窒《ちつ》素《そ》）の値が目安となります。

ＢＵＮは血液中の尿素に含まれる窒素成分のことで、高い場合は腎機能障害、基準値未満の場合はたんぱく質不足が疑われます（重症の肝機能障害のときにも低くなります）。

これもフェリチン値と同じく、私は一般的な基準値より下限値を高く設定しています。

具体的な数値は、左の表を参照してください。

藤川先生が推奨するフェリチン値とBUN

＜フェリチン値＞

- 一般的な基準値　男性21～282ng／ml、
  女性　5～157ng／ml
- 藤川先生の目標値　100ng／ml

※女児は30ng／ml以下、男児は50ng／ml以下だと重篤な鉄分不足。
大人も30ng／ml以下は鉄剤投与の適応。

＜BUN＞

- 一般的な基準値　8～20mg／dl
- 藤川先生の目標値　15～20mg／dl

以上の観点から、**高たんぱく・低糖質・鉄分の補給を主軸とした「藤川式食事栄養療法」を治療の中心に据《す》えています。**

治療では食事指導とともに、必要に応じてプロテインやサプリメント（栄養補助食品）、鉄剤の補給もすすめています。それによって、患者さんのお子さんで発達障害が改善した症例が、多数得られています。

子供の発達障害は、軽度な障害の場合、10歳くらいまでに栄養療法を開始すれば、じゅうぶん効果があります。

知的障害を伴う重度な場合は、できるだけ早く、3～5歳までに栄養療法を開始するのが理想です。

食事療法のやり方6原則

解説＝ともだかずこ

では、家庭で食事療法を実践する際のやり方を紹介しましょう。「藤川式食事栄養療法」の考え方をベースとして、取り組んでいただきたい**基本の6原則**をお伝えします。本書で紹介するレシピはすべて、この6原則にのっとって作成しています。

❶動物性たんぱく質を積極的にとる

いちばんに実践していただきたいのは、肉・魚・卵・チーズといった動物性たんぱく質を積極的にとることです。

人間の体は水分を除くと、ほとんどがたんぱく質と脂肪でできています。さらに、たんぱく質は血液の中で栄養素を運んだり、体内の化学反応を仲介する代謝酵素になったり、脳の神経伝達物質の原料にもなったりしています。たんぱく質が足りていないと、健康維持はもちろん、子供の体作りや発達にも多大な悪影響が及ぶのです。

しかも、体のなかのたんぱく質は常に分解と合成をくり返し、新しいたんぱく質に入れ替わっています。そのため、日々、食事でじゅうぶんな量を補給しなくてはなりません。

人間は動物ですから、植物性たんぱく質よりも動物性たんぱく質のほうが体に適しています。必須《ひっす》アミノ酸（体内で合成できない9種類のアミノ酸）をバランスよく含むという点でも、植物性たんぱく質より動物性たんぱく質のほうが理想的といえます。

また、動物性たんぱく質をしっかりとることは、鉄分の補給にもなります。

ただし、動物性たんぱく質のなかでも、牛乳の摂取はあまりおすすめしません（詳しくは38ページを参照)。
たんぱく質の摂取量は、一日につき体重の１０００分の１の量をとることを目安にしてください。体重20キロの子供なら、一日に必要なたんぱく質は20グラムです。これを朝昼晩の３食に分けて摂取します。このとき注意していただきたいのは、食材そのものの分量ではなく、たんぱく質含有量を見ることです。

たとえば、肉なら豚肉１００グラムのたんぱく質の量は19・３グラム、牛肉１００グラムのたんぱく質の量は17・９グラム、鶏肉１００グラムのたんぱく質の量は16・２グラムです。魚ならサンマ１００グラムのたんぱく質の量は19・２グラム、アジ１００グラムのたんぱく質の量は17・８グラムです。卵２個のたんぱく質の量は12・３グラム、チーズ１００グラムのたんぱく質の量は22・７グラムです。

次のページに、主な食材のたんぱく質10グラムを摂取するのに必要な量を一覧にしました。献立を考える際の目安にしてください。

とはいえ、厳密に体重の１０００分の１にしなくてもかまいません。それを最低量として、成長期の子供であれば、それ以上に食べれば大丈夫です。とくに、発達障害の子供はたんぱく質が不足している傾向が強いので、いままで以上に動物性たんぱく質を積極的に

主な食品でたんぱく質10グラムを摂取するための必要量

単位=グラム

食品名	必要量	食品名	必要量	食品名	必要量
牛肩ロース	71.4	サンマ	55.2	アジ	38.6
豚バラ肉	69.4	カツオ	38.8	スルメ（加工品）	14.5
鶏もも肉（皮つき）	57.8	ホッケ	57.8	鶏卵	81.3
鶏ささみ	40.7	シシャモ	47.6	ウズラの卵	79.4
ローストビーフ	46.1	紅ザケ	44.4	カマンベールチーズ	52.4
ロースハム	60.6	シラス干し	43.2	チェダーチーズ	38.9
ベーコン	77.5	キハダマグロ	41.2	モッツァレラチーズ	54.3

とることを意識しましょう。藤川先生は、成長期の子供やアスリートなら、実際にはこの1・5倍～2倍の量が必要だとおっしゃっています。

なお、肉や魚があまり食べられない、食べるとムカムカするという場合、それもたんぱく質不足が関係しています。

そもそも胃や腸などの消化器もたんぱく質から作られています。

その材料が不足すると、本来の働きができず、消化吸収の能力が落ちてしまうのです。それでも、少しずつでもたんぱく質の量をふやしていけば、胃腸が整ってきて、だんだん食べられるようになっていきます。

どうしても肉・魚・卵などが食べられないときは、藤川先生がすすめていらっしゃるホエイプロテインを救済措置として利用するのも一つの方法です。

加えて、口にしたものを消化・吸収しやすくするには、よく噛《か》むことも大切です。たんぱく質をしっかりとっているのに改善が見られない場合は、しっかりと噛めているかを確認してみましょう。

❷鉄分をじゅうぶんにとる

前述したように、女性の鉄分不足は、毎月の月経や妊娠・出産が大きく影響しています。それだけなく、日本人は全般的に、欧米人に比べて鉄分不足の傾向にあります。理由はいくつか考えられますが、いちばんは肉の摂取量が少ないことです。鉄分を多く含む肉をたくさん食べる欧米諸国では、日本人に比べて鉄分不足が起こりにくいと考えられます。

鉄は、神経伝達物質を作る際に必要となるほか、体内で発生する活性酸素の除去や、体のエネルギー代謝にも必要不可欠な栄養素です。

藤川先生の臨床現場では、発達障害の子供には鉄分不足が多いことがわかっています。鉄分を補給する意味でも、まずは❶の「動物性たんぱく質を積極的にとる」ことを心が

鉄分の豊富な食品

100グラム当たりの量　単位=ミリグラム

食品名	鉄分	食品名	鉄分	食品名	鉄分
牛レバー	4.0	鶏卵	1.8	ハマグリ（水煮）	3.9
牛もも皮下脂肪なし（焼き）	3.8	カタクチイワシ（煮干し）	18.0	カキ（牡蠣）	2.1
豚レバー	6.9	カツオ（缶詰）	2.6	青ノリ	77.0
マトンロース脂身つき（焼き）	3.6	シシャモ	1.6	赤コンニャク	78.5
鶏レバー	3.3	干しエビ	3.9	納豆	3.3
ビーフジャーキー	8.8	アサリ（水煮缶詰）	29.7	煎りゴマ	9.9
コンビーフ	4.1	シジミ（水煮）	14.8	ココア	14.0

けましょう。

動物性食品のなかでも鉄分を多く含むのは、アサリ、カタクチイワシ（煮干し）、レバー、ビーフジャーキー、コンビーフなどです。

たんぱく質と同じく、鉄も植物性食材より動物性食材からとるほうが効率的です。植物性食材に含まれる鉄は非ヘム鉄といって、動物性食材に含まれるヘム鉄に比べると、吸収率が10分の1と低いからです。

そもそもの鉄含有量も、動物性食材に比べると植物性食材は少ないうえに、今は土壌のミネラルが減少しているため、ホウレンソウなどに含まれる鉄分量はいっそう少なくなっています。

植物性食材からじゅうぶんな鉄分を補給しようと思ったら、大量に食べなくてはなりません。

肉・魚・卵・チーズといった動物性たんぱく質を中心に、31ページにあげたような鉄分を多く含む食材を積極的にとるよう意識してください。逆に、緑茶や紅茶、コーヒーなどに多く含まれるタンニンの摂取は、鉄分の吸収を阻害《そがい》するので、避けたほうがよいでしょう。

それでもフェリチン値がなかなか上がらない人は、サプリメント（栄養補助食品）などで鉄分を補給することも視野に入れたほうがよいでしょう。

医療機関で処方される鉄剤や鉄のサプリメントを飲むとムカムカするという人も、やはり消化吸収能力が落ちていることが考えられます。

その場合も、動物性たんぱく質をしっかりとる食事で、消化吸収能力を高めることが最優先課題です。

❸良質な脂質をとる

たんぱく質とともに、体の成分となる脂質をとることも重要です。

脂質は、体を動かす大切なエネルギー源でもあります。糖質よりも脂肪酸を使うほうが、健康の土台となるエネルギーを効率よく、たくさん作りだすことができるのです。

そのため私は、糖質を控えて、良質な脂質をとるようにしています。「悪い油」も多く出回っているので、体に害を及ぼす油は極力とらないよう喚起しています。

まず、極力避けるべき脂質は、マーガリンやショートニング（植物油を原料としたクリーム状の製菓・調理用油脂）などのトランス脂肪酸です。これらは高温処理された油で、製造過程で悪性物質が発生するといわれています。

サラダ油に代表される植物油にも、トランス脂肪酸のような危険な物質が含まれることがわかっています。それを原料とするドレッシングなども避けたほうがよいでしょう。

これらの油は、酸化しやすいことも特徴です。酸化した油は体内で代謝を阻害するので、とらないにこしたことはありません。

マヨネーズは植物油を使用していますが、同時に卵も入っているので、藤川先生はとりすぎない程度に利用するのはよしとしています。

一方、摂取したい良質な脂質は、バターやラードなどの動物性脂肪。それに、植物油のなかでもココナッツオイル、ココナッツから中鎖脂肪酸《ちゅうさしぼうさん》のみを抽出《ちゅうしゅつ》したMCTオイルはおすすめです。

バター、ラード、ココナッツオイル、MCTオイルは安定した飽和脂肪酸なので、加熱に強く、酸化しにくいという特徴があります。

ただし、MCTオイルは便秘の改善にも役立つ一方で、体質や症状によっては合わない人もいるようです。使用する場合は、少量ずつ様子を見ながら使ってみてください。

体によい油として一躍脚光を浴びたオリーブオイル、亜麻仁油《あまにゆ》、エゴマ油は、良質なものを生で食べるならOKです。

油脂類の選び方 一覧

摂取してよいもの	できるだけ摂取は控えたいもの
バター	マーガリン
ラード	ショートニング
MCTオイル	サラダ油
ココナッツオイル	ドレッシング
オリーブオイル※1	ベニバナ油
亜麻仁油※1	大豆油
エゴマ油※1	ゴマ油※3
マヨネーズ※2	

※1　生で食べるならよい。酸化に注意して、早めに使い切る
※2　植物油を使用しているが、卵が入っている。とりすぎなければ大丈夫
※3　香りづけ程度の少量ならよい

これらの油は酸化しやすく、加熱に弱いことを心得ておきましょう。

ベニバナ油、コーン油、大豆油、ゴマ油などの植物油に多いΩ《オメガ》-6脂肪酸はできるだけへらす必要がありますが、ゴマ油は料理の香りづけになるので、私はときどき使います。

本書のレシピでも一部使用していますが、計量スプーンを使い、少量にとどめています。

❹糖質を控える

糖質を控える理由は、いくつかあります。

一つは、糖質を食事の中心にすると、それだけでおなかがいっぱいになり、発達障害の子供にもっとも必要なたんぱく質と鉄分を多く含む肉や卵が食べられなくなるからです。

また、白米や白砂糖、小麦粉などの精製糖質（精製された白い糖質）を食べると、血糖値が急上昇します。

その血糖値を下げるためにインスリンが大量に分泌《ぶんぴつ》されるため、低血糖になり、今度は血糖値を上げるホルモンが分泌され、それらのホルモン合成にビタミン・ミネラルが使われてしまうのです。

こうした血糖値の乱高下、ビタミン・ミネラル不足は、精神を不安定にし、質的栄養失調を招きます。

その結果、うつ病やパニック障害などの精神疾《しつ》患《かん》、また、発達障害特有の症状などが現れてくるのです。

発達障害のお子さんを持つかたから相談を受けたとき、食生活について聞いてみると、確かに糖質過多に偏っている子供が多い印象を受けます。

では、糖質はどんな食品に含まれるのでしょうか。

糖質とは、砂糖だけに限りません。炭水化物から食物繊維を除いたものすべてが糖質です。

糖質を多く含む食品を、具体的にあげてみましょう。

- **チョコレート、キャンディ、ガム、ケーキ、まんじゅうなどの甘い菓子類**
- **ジュース、スポーツドリンクなどの清涼飲料水**
- **砂糖、みりん、料理酒などの調味料**
- **白米、玄米、シリアルなどの穀物類**

- **うどん、ラーメン、スパゲティなどの麺類**
- **パン、ギョーザや春巻きの皮などの小麦製品**
- **ジャガイモ、サツマイモなどのイモ類**
- **カボチャ、トウモロコシなどの野菜**
- **バナナ、カキ（柿）、リンゴ、ナシなどの果物類**
- **ドライフルーツ**

このほかにも、米を原料としたせんべいなどの甘くない菓子類や、果物と野菜で作ったスムージー、野菜ジュース、フルーツジュースなど、あげていけばキリがないほど、現代社会は糖質であふれています。

これらをへらすのは、容易なことではないでしょう。

そこで、私は糖質のへらし方として、まずはこれまで食べていた糖質の1割ぐらいをへらしてみることを提案しています。

厳密に分量を計らなくても、おおまかな目安として「1割ぐらい」でかまいません。

お菓子もごはんも好きな子供なら、まずお菓子を低糖質なものに変えてみる。甘いお菓子がないとがまんできないなら、逆にごはんをへらしてみる。

または、それまで食べていた糖質を全体的にまんべんなくへらしてみるなど、各家庭でやりやすい方法を見つけて実践してみてください。

45〜46ページに糖質をへらすためのちょっとしたテクニックも紹介しているので、参考にしてみてください。

❺牛乳を飲みすぎない

さまざまな食事療法において、牛乳については意見が賛否分かれるようですが、藤川先生は「発達障害の子供に、牛乳は飲ませないほうがよい」とおっしゃっています。

理由は、牛乳に含まれるたんぱく質は、ほとんどがカゼインだからです。

カゼインというたんぱく質は分解されにくいため、未消化のまま腸に入ると、腸の粘膜を傷つけて炎症を起こします。

腸が傷つくと、たんぱく質や鉄分といった必要な栄養がきちんと吸収できなくなるのです。しかも、牛乳を飲みすぎると鉄欠乏性貧血の起こることが、学術論文でも明らかになっています。

「牛乳貧血」という言葉もあるほどです。

牛乳には１００グラム当たり４・８グラムの糖質も含まれるので、あまりガブガブ飲んでいると糖質の摂取量も必然的に多くなります。

牛乳でおなかがいっぱいになって、ほかの動物性たんぱく質が食べられなくなるのも感心できません。

飲み物は水かお茶にする、シチューやグラタンなど牛乳を使う料理は、生クリーム、アーモンドミルク、ココナッツミルクで代用するなど、牛乳の摂取量は極力へらしていったほうがよいでしょう。

牛乳の代わりに、無糖の抹茶やココアを生クリームで割り、天然の甘味料を加えた飲み物は、子供にも好評でおすすめです。

なお、生クリームは牛乳を分離して取り出した乳脂肪を原料に作られているので、加工の段階でカゼインの量が少なくなっていると考えられます。

飽和脂肪酸が多いので、藤川先生も「生クリームはＯＫ」としています。

乳製品の中でも、質のよい脂肪としてすすめているバターは、カゼインがわずかしか含まれていません。

❻インスタント食品や食品添加物を控える

インスタント食品や冷凍食品、市販の惣菜などは、便利な反面、あまり摂取したくないものもたくさん入っています。

パッケージに書かれている成分表示を見ると、植物油や小麦粉、砂糖などの糖質は必ずといっていいほど含まれています。

食品添加物もその一つです。

食品添加物は、ミネラルの吸収を阻害したり、体外に排出したりする作用があるといわれています。

なかでも、食品添加物の摂取によって欠乏しやすいのが亜鉛です。

亜鉛が不足すると、爪に白い斑《はん》点《てん》ができたり、味覚障害や皮膚炎、脱毛、子供の発育障害が起こったりするといいます。

また、インスタント食品は加工される段階でビタミンやミネラルがどんどんへっていくので、必要な栄養が摂取できていないことも問題です。

ただし、あまり神経質になりすぎると、せっかくの食事療法が長続きしません。

そのため、本書では、ローストビーフやサラダチキンなど、市販品を上手に活用して手間や時間を省くメニューも紹介しています。

最近はミートボールやハム、ウインナーなど、無添加にこだわった加工食品を出しているメーカーもあります。

気になるかたは、そういうものを探して利用するのもよいでしょう。

食事療法を無理なく実践するコツ

解説＝ともだかずこ

以上が、「子供の発達障害がよくなる食事」の基本となる6原則です。

なかには、「食事療法って大変そう」「子供が受け入れてくれるか不安」と思った人もいるかもしれません。

でも、むずかしく考えないでください。

ここからは、食事療法を成功させるためのコツ、知っておくと役立つちょっとしたテクニックを、私がふだん実践していることを交えながら紹介します。

●糖質制限より動物性たんぱく質の摂取を優先

最初から「6原則すべてを守らなければ」と思うと、食事療法のハードルは高くなります。

とくに現代人にとってむずかしいのは、❹の糖質を控えることではないでしょうか。たんぱく質・鉄分不足が重度の場合、いきなり厳格な糖質制限をすると、体がついていかず、食事療法がうまくいかないケースもあるようです。

そこで、まずは糖質の制限よりも、動物性たんぱく質の摂取量をふやすことを第一に考えましょう。

それさえ意識していれば、「おかずに卵料理を一品追加しよう」とか、「チーズをトッピングしてみよう」といった具合に、おのずとメニューは今までとは違ったものになってくるはずです。

動物性たんぱく質の摂取量がふえれば、食べられるごはんの量がへり、結果的に糖質の摂取量は少なくなっていきます。

また、私たちの体には鉄分が不足すると甘いものが欲しくなるというメカニズムがあるため、動物性たんぱく質をしっかりとって鉄分が足りてくると、甘いものも欲しくなくなっていきます。

まず最初に調味料を変える

食事療法をスタートする際、まず調味料を変えるというのもおすすめのやり方です。

砂糖は、エリスリトールやラカンカ、ステビアなどの天然由来の甘味料に変えます。

これらは、血糖値に影響を与えないことが明らかになっています。白砂糖の代わりにこうした甘味料を使うことで、子供に気づかれず自然に糖質を抑えることができます。

みりんも、天然由来の液状甘味料が市販されているので、それを代用すれば、料理に照りを出すことが可能です。

料理酒は、焼酎を使うか、糖質ゼロの日本酒があるので、そちらに変えましょう。

多少コストは高くなりますが、あれこれ考えずに糖質を自然にへらしていける、いちばんらくな方法がこれだと思います。

食事療法を続けているうちに鉄分とたんぱく質で満たされると、甘いものを欲しくなくなるため、甘味料などを使う頻度や量も徐々にへっていくはずです。

初期投資だと思って、実践してみてはいかがでしょうか。

なお、人工甘味料は発ガン性やインスリン抵抗性の問題が指摘されています。甘味料を購入する際は、必ず天然由来のものを選ぶようにしてください。

●調理器具を活用する

味の濃いおかずは、どうしてもごはんが進んでしまいます。

そこで、本書で紹介しているレシピでは、味付けはできるだけ薄味にしています。

ふだんご家庭で作っている料理も、なるべく味が濃くならないよう気をつけましょう。

調理器具コーナーへ行くと、小さじ2分の1杯など少量が計れる軽量スープンも市販されています。

そのようなものを利用すると、目分量による入れすぎも防げるでしょう。

また、テフロン加工などのフライパンではなく、鉄のフライパンを使えば、鉄分補給に役立ちます。

慣れるまでは重くて手入れも大変ですが、一度購入すれば一生もので使えます。使い込んでいくうちに、だんだん愛着もわいてきていいものです。

さらに、お湯を沸かすときや、料理をするときに鍋に入れるだけで、手軽に鉄分補給ができる「鉄の塊」もおすすめです。

今は、インターネットで検索すると、卵型や魚型など、かわいい形の物もいろいろあるようです。

スープや味噌汁を作るときに入れてコンソメや味噌で味付けすれば、子供もまったく気にせず食べてくれます。

●ごはん（白米）、パン、麺は工夫して食べる

動物性たんぱく質をふやしたり、おかずを薄味にするほかにも、ごはん（白米）をへらす方法はあります。

一つは、茶碗をひとまわり小さいものにする。

朝と昼はいままでどおりに食べて夜はおかずだけにするなど、1回に食べる量または一日に食べる頻度をへらす方法です。

見た目の量がへってしまうと子供が納得しないという場合は、コンニャク米を利用するのはいかがでしょうか。

はじめは白米に1割程度まぜて炊き、少しずつコンニャク米の割合をふやしていけば、子供は気づきにくいものです。

まぜごはんにしたり、卵や肉をたっぷり入れたチャーハン、牛丼や親子丼など具だくさんのどんぶりものにしたりしても、少ない量のごはんでも満足度は高くなります。ごはんに炒った豆腐をまぜてカサ増ししてもよいでしょう。

ごはんと同じく主食として日常的に食べていることの多いパンは、食パンを極力薄く切って、具だくさんのサンドイッチにするのがおすすめです。

2枚のパンで挟むのではなく、パン1枚で上に具をのせるオープンサンドにすれば、さらに糖質の摂取量はへります。

うどんやスパゲティなどの麺類は、コンニャク麺で代用しましょう。なかには苦手な子供もいるようですが、味付けによっては食べてくれる場合もあります。お子さんのし好に合わせて、いろいろチャレンジしてみてください。

本書では、糖質の少ないお好み焼きやパンケーキのレシピも紹介しています。なお、米や小麦粉の代用品として大豆粉やおから粉を使う人もいるようですが、藤川先生は、味噌や納豆などの発酵食品以外の大豆食品は、安全性の面であまりおすすめしていません。

同じ理由から、牛乳の代わりに豆乳を使うのも控えたほうがよいでしょう。

●おやつは禁止ではなく内容を変える

子供の食事療法でもっともネックになるのは、おやつの問題です。

大好きなお菓子を頭ごなしに禁止するのは、子供の反発を招きかねません。

そこで、甘いものの代わりとして、ナッツ、チーズ、ビーフジャーキー、スルメなどをあげてみてはいかがでしょうか。

どうしても甘いものを欲しがるときは、市販の糖質オフスイーツをたまに出すくらいなら問題ないでしょう。

わが家では、天然の甘味料を使った生チョコを作ったり、ポテトチップスの代わりに鶏皮をパリパリに揚げ焼きして塩や青ノリをふったりして食べさせています。

可能なら、本書のレシピを参考に、おやつを手作りしてみるのもおすすめです。

果物も糖質が多いので、なるべくなら控えたいものです。かといって、お菓子もダメ、果物もダメというのは、子供にとっては酷《こく》なものです。

ブルーベリーやラズベリーといったベリー類、アボカド、グレープフルーツ、キウイフルーツなど、果物のなかでも比較的糖質の少ないものを選び、楽しみとして少量食べるくらいはよしと考えましょう。

そのほかの果実でも、1個まるごとではなくカットして出せば、食べすぎが防げます。サツマイモやカボチャなど糖質の多い野菜を食べたいときも、カットして1～2片を料理に添える程度なら糖質のとりすぎになりませんし、食卓も華やかになります。

むずかしく考えすぎず、ストイックになりすぎず、お母さんも子供もなるべくストレスの少ないやり方で、根気よく食事療法を続けていくことが肝心です。

「藤川式食事栄養療法」を始める前に

食事の疑問

Q 調味料を切り替えて、食事を開始してみました。ふだんの味に慣れてしまっているのか、子供が違いに驚いて、あまり食べてくれませんでした。どうすれば、食べてくれるようになりますか？

A **味の濃いものから試してみると気づかないはずです。**難しい場合は、半量だけ以前の調味料のままで作るなど、少しずつ移行していくとよいでしょう。

Q 子供の食べ物の好き嫌いが多いのですが、できるだけ頑張って食べさせたほうがよいでしょうか。

A 「バランスよく」とか「まんべんなく」といった、従来のヘルシー志向はいったん捨てていただいて、**「たんぱく質を優先的に食べる」ことを意識してみましょう。肉がダメなら魚や卵が中心のメニューになってもかまいません。**また、**これまで好んで食べてきたNG食品をがまんさせるのではなく、少しずつ減らしていく**イメージで大丈夫です。焦って無理に取り入れても反発されたりして長続きしません。鉄分とたんぱく質の不足があると、どうしても甘いものが欲しくなるため、**天然甘味料を使いながら上手に進めていく**とよいでしょう。栄養で満たされていくと、次第に聞き分けがよくなったり、甘いものへの欲求もへっていきます。

レシピのルール

調理の注意点やアレンジ方法などを紹介しています。

各レシピには、糖質・たんぱく質・脂質の数値が入っています。代謝されない甘味料は糖質に含みません。

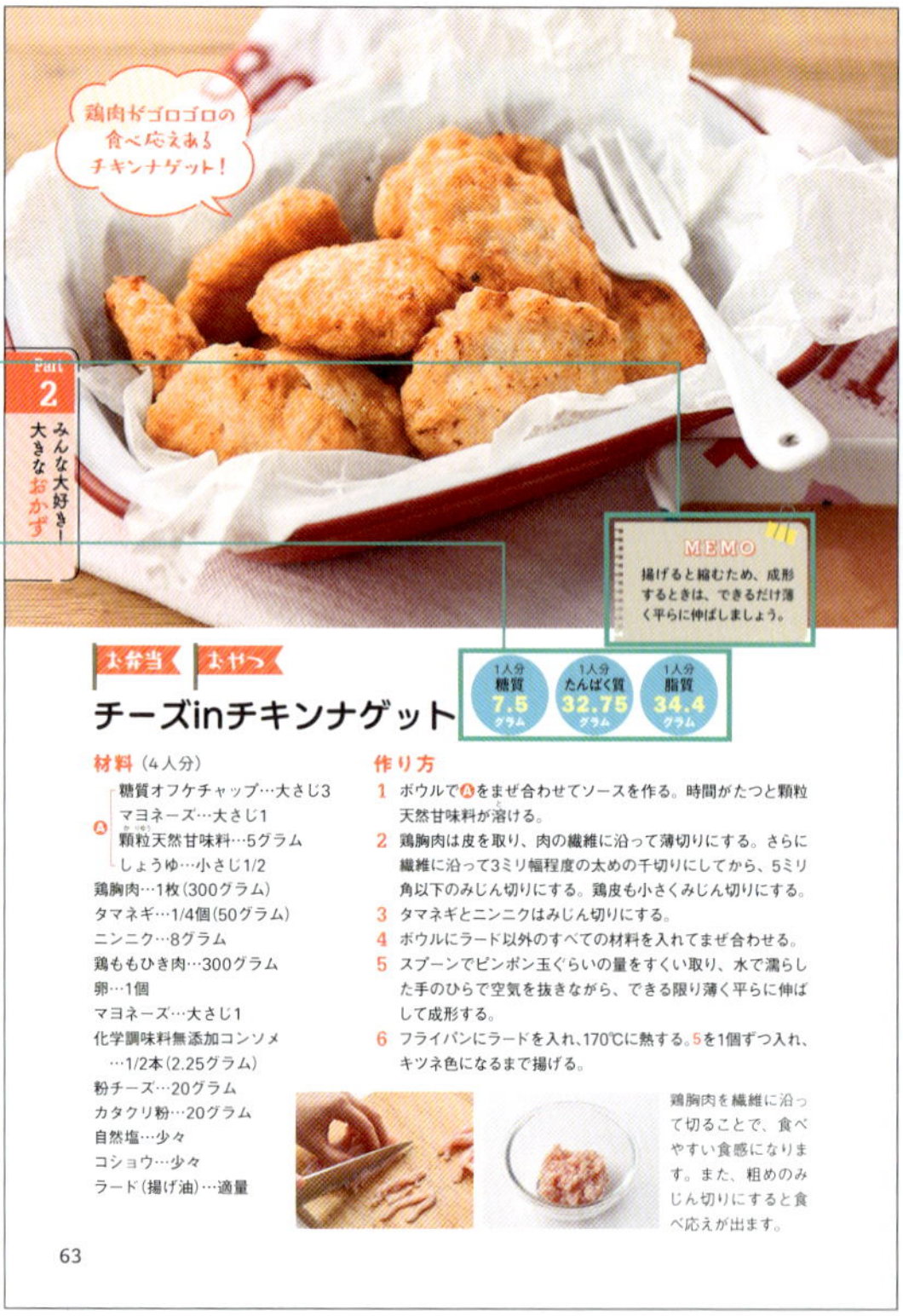
鶏肉がゴロゴロの
食べ応えある
チキンナゲット！
Part 2
みんな大好き！大きなおかず
MEMO
揚げると縮むため、成形するときは、できるだけ薄く平らに伸ばしましょう。
お弁当
おやつ

チーズinチキンナゲット

1人分 糖質	1人分 たんぱく質	1人分 脂質
7.5グラム	32.75グラム	34.4グラム

材料（4人分）

- Ⓐ
  - 糖質オフケチャップ…大さじ3
  - マヨネーズ…大さじ1
  - 顆粒《かりゅう》天然甘味料…5グラム
  - しょうゆ…小さじ1/2
- 鶏胸肉…1枚（300グラム）
- タマネギ…1/4個（50グラム）
- ニンニク…8グラム
- 鶏ももひき肉…300グラム
- 卵…1個
- マヨネーズ…大さじ1
- 化学調味料無添加コンソメ…1/2本（2.25グラム）
- 粉チーズ…20グラム
- カタクリ粉…20グラム
- 自然塩…少々
- コショウ…少々
- ラード（揚げ油）…適量

作り方

1. ボウルでⒶをまぜ合わせてソースを作る。時間がたつと顆粒天然甘味料が溶《と》ける。
2. 鶏胸肉は皮を取り、肉の繊維に沿って薄切りにする。さらに繊維に沿って3ミリ幅程度の太めの千切りにしてから、5ミリ角以下のみじん切りにする。鶏皮も小さくみじん切りにする。
3. タマネギとニンニクはみじん切りにする。
4. ボウルにラード以外のすべての材料を入れてまぜ合わせる。
5. スプーンでピンポン玉ぐらいの量をすくい取り、水で濡らした手のひらで空気を抜きながら、できる限り薄く平らに伸ばして成形する。
6. フライパンにラードを入れ、170℃に熱する。5を1個ずつ入れ、キツネ色になるまで揚げる。

鶏胸肉を繊維に沿って切ることで、食べやすい食感になります。また、粗めのみじん切りにすると食べ応えが出ます。

63

分量と調理について

- 計量単位は大さじ1＝15ミリリットル、小さじ1＝5ミリリットルです。
- 適量はちょうどよい分量をお好みで加減してください。
- 火加減について、とくに表記がない場合は中火です。
- タマネギ、ニンジンなど基本的に皮をむいて調理する野菜の工程は省いて説明をしています。
- 付け合わせにする野菜は材料から省いていることもあります。
- オーブンで加熱する際は、付属の説明書に従って、高温に耐えられる容器を使用してください。
- 材料の分量はあくまで目安です。お子さんの体格や食欲に合わせて調整してください。

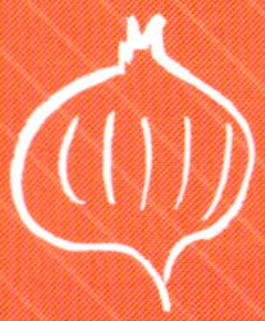

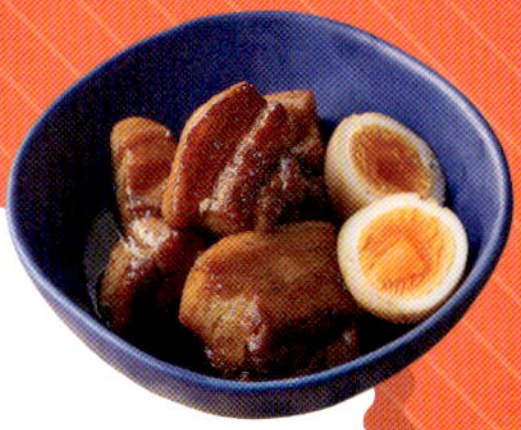

Part 2

みんな大好き！
大きなおかず

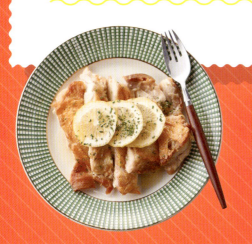

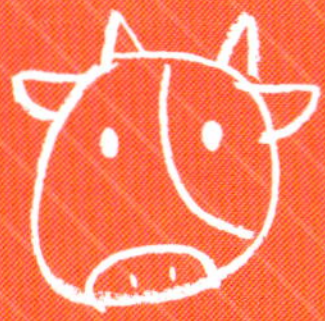

調理を始める前に

まずは食卓のメインである大きなおかずを変えるところから、
スタートしてみてはいかがでしょうか。ミートボールやチキンナゲットなど、
子供が大好きなメニューをいっぱい入れました。ぜひ、トライしてみてください！

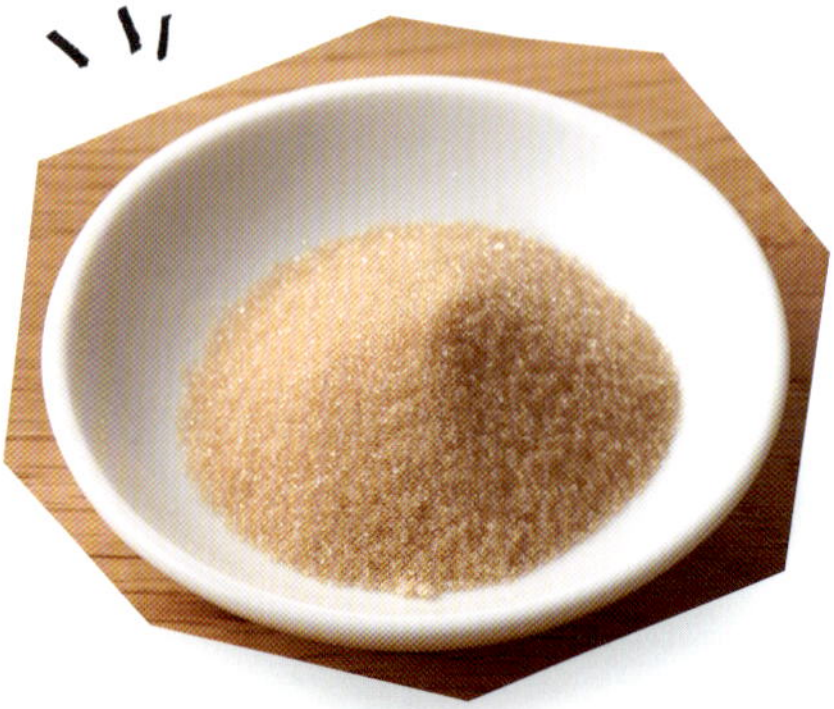

顆粒天然甘味料が使いやすい！

今回のレシピでは、砂糖の代わりに、甘みはすべて“顆《か》粒《りゅう》天然甘味料”を使用しています。液体タイプも市販されていますが、手に入りやすく、どんな料理にも使いやすい顆粒タイプがおすすめです。ただし、顆粒タイプは使用量の割合が多いと、冷やしたり、冷めたりしたときに再結晶化するので、そういった場合は液体タイプを使用したほうがよいでしょう。また、甘味料を購入する際は、エリスリトールやラカンカ、ステビアなど必ず天然由来のものを選ぶようにしてください。

甘味料に限らず、ケチャップやソースなど、糖質を抑えた調味料は意外と市販されています。インターネットでも手軽に購入できます。メーカーによって味に違いもあるので、いろいろと試してみましょう。

ごちそう

お弁当

簡単

定番

おやつ

2章では、上記のようなレシピの特長がわかる旗を各メニューに入れています。レシピを選ぶときの参考にしてください。

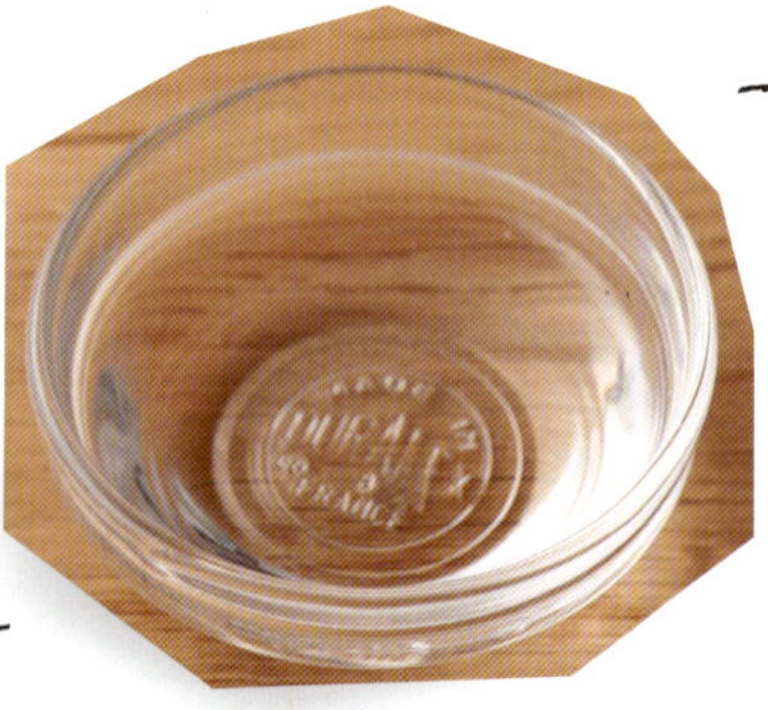

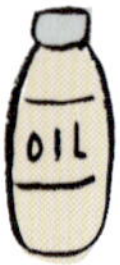

酸化しにくい油を使用しましょう

調理油は、ラードやバター、ココナッツオイルなどの飽和脂肪酸が豊富なものを使用しましょう。また、豚や鶏から出る油分を活用するのもおすすめです。詳しくは、34ページでも紹介しています。

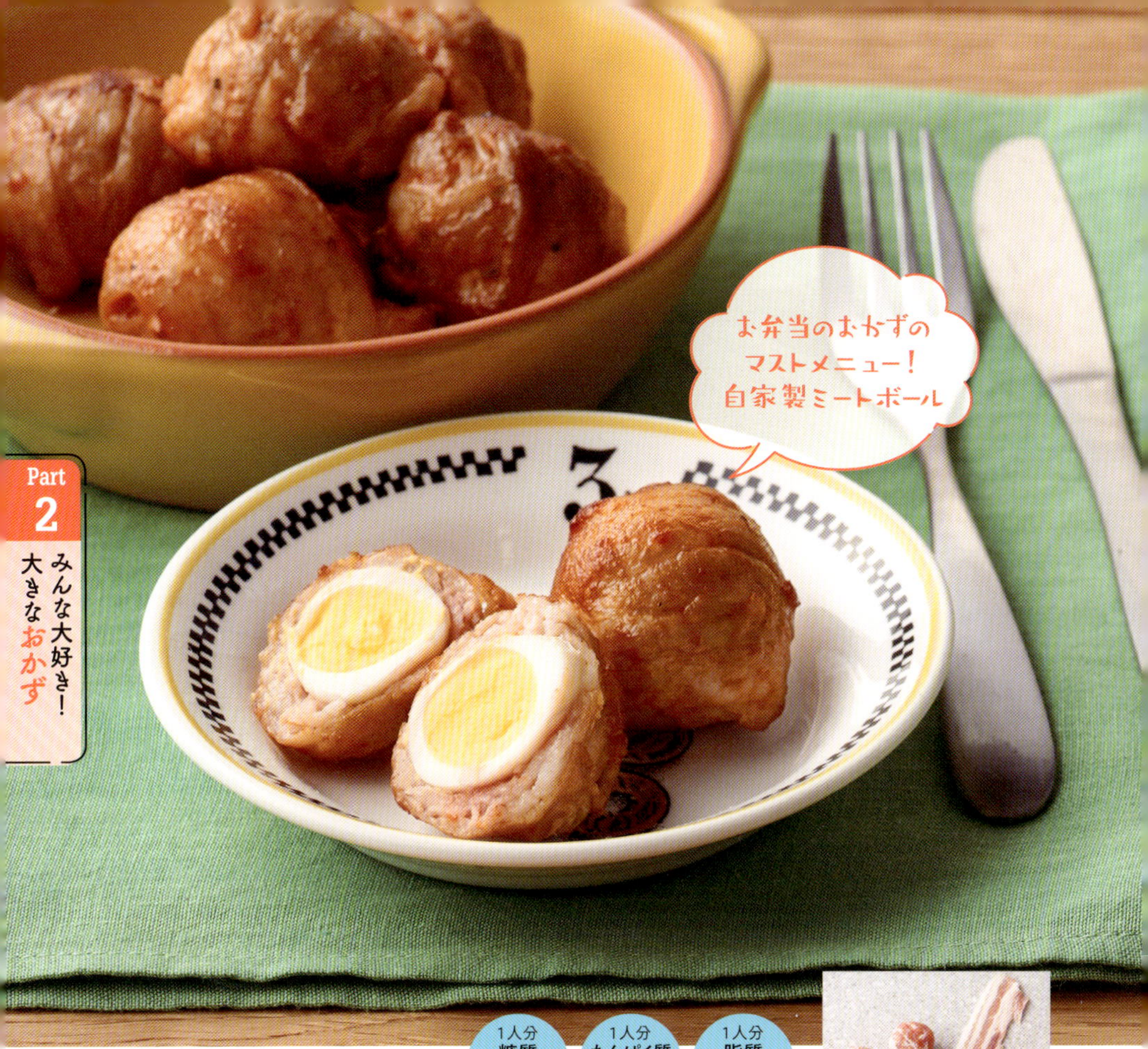
お弁当のおかずの
マストメニュー！
自家製ミートボール

ごちそう　お弁当

1人分 糖質	1人分 たんぱく質	1人分 脂質
3.4グラム	23.4グラム	51.8グラム

ウズラの卵入りミートボール

材料（2人分）

ウズラの卵（水煮）…12個
カタクリ粉…5グラム
豚バラ薄切り肉
…12枚（200グラム）
自然塩…少々
コショウ…少々
Ⓐ 無塩バター…5グラム
糖質オフケチャップ
…大さじ1
しょうゆ…少々

作り方

1 ウズラの卵はしっかり水切りし、カタクリ粉をまぶしておく
2 豚バラ肉を並べて、全体に塩とコショウをふる。
3 ウズラの卵に豚バラ肉を巻きつけ、12個分作る。ボールの形になったら、やさしく握る。
4 中火で熱したフライパンで3を焼き、豚バラ肉の表面の色が変わったらふたをして弱火で5分蒸《む》し焼きにする。途中、フライパンを揺らしながら、全体をムラなく蒸し焼きにする。
5 フライパンの豚バラ肉から出た脂《あぶら》をきれいにふき取り、Ⓐを加えて4にソースをからめる。

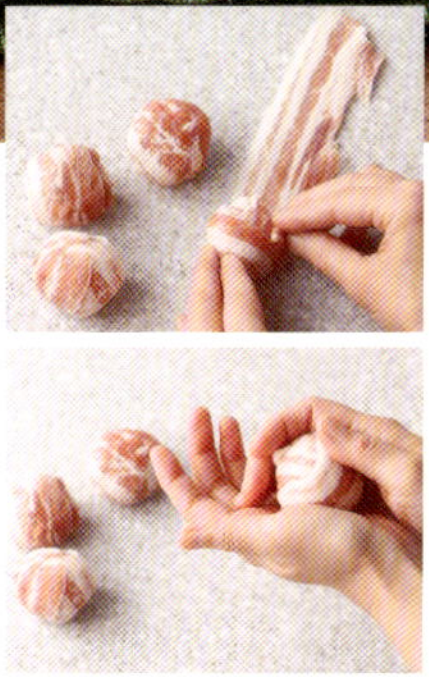

豚バラ肉のはしにウズラの卵をのせ、1枚ずつ少し斜めにずらしながら巻いていくときれいに仕上がります。また、手のひらを使ってやさしく握って、肉とウズラの卵がはがれないようにくっつけましょう。

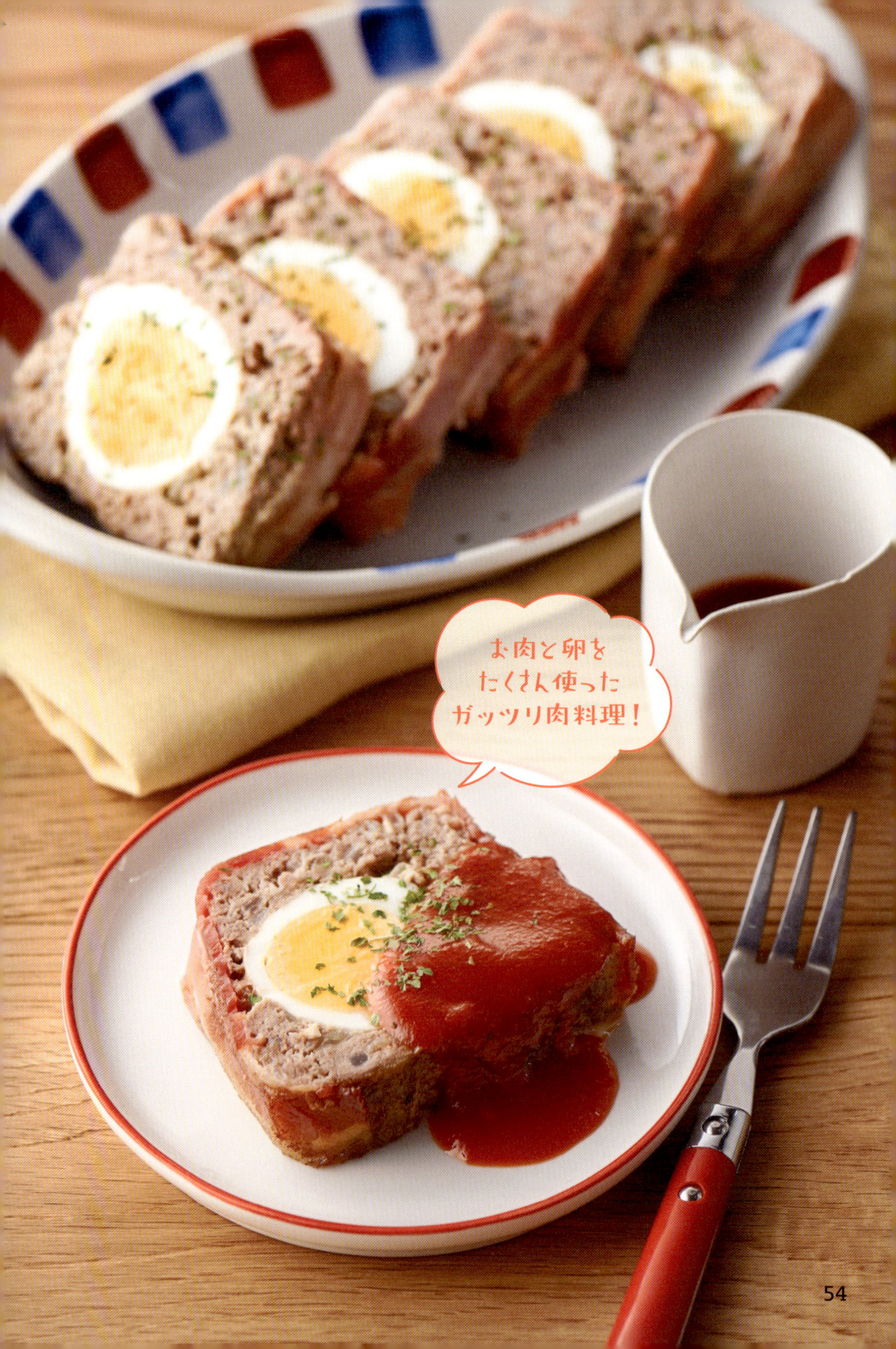
お肉と卵を
たくさん使った
ガッツリ肉料理！

ごちそう　お弁当

オーブンで簡単ミートローフ

材料（4人分）　パウンド型（8.7×21.5×6センチ）

卵…3個

タマネギ…1/2個（100グラム）

合いびき肉…400グラム

Ⓐ
- 卵…1個
- マヨネーズ…10グラム
- 生《なま》クリーム…大さじ1/2
- カタクリ粉…大さじ1/2
- 自然塩…少々
- コショウ…少々

ベーコン…4枚（65グラム）

Ⓑ
- 無塩バター…15グラム
- 糖質オフケチャップ…大さじ2
- しょうゆ…少々
- 顆粒《かりゅう》天然甘味料…5グラム

ドライパセリ（トッピング）…少々

1人分 糖質 4.1 グラム

1人分 たんぱく質 27.4 グラム

1人分 脂質 37.5 グラム

MEMO

ミートローフを切るときは、粗熱をしっかり取ってから行うと崩れません。

作り方

1 卵は沸騰したお湯（分量外）で10分間ゆで、冷水（分量外）で冷やしてから殻《から》をむく。

2 タマネギはみじん切りにする。ボウルにタマネギと合いびき肉、Ⓐを入れてよくまぜ合わせる。

3 型にベーコンを敷き、2を1/3の高さまで詰める。

4 1をのせて、残りの2を隙間なく詰める。

5 パウンド型からはみ出たベーコンは、ひき肉を包むように内側に折り込む。

6 200℃で予熱したオーブンで35～40分焼く。途中、表面が焦《こ》げそうなときはアルミホイルをかぶせる。

7 表面から出る肉汁が透明になったら、火が通っている目安。出た肉汁は、ソース用に大さじ2取る。

8 フライパンに7の肉汁とⒷを加えて火にかけ、ソースを作る。

9 7を型から取り出し、粗熱を取る。8等分に切り分けて皿に盛り、8のソースとパセリをかける。

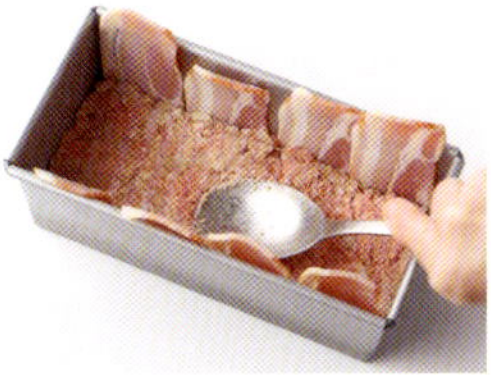

肉ダネを型に入れるときは、空気が入らないようにスプーンを使って押しながら詰めましょう。

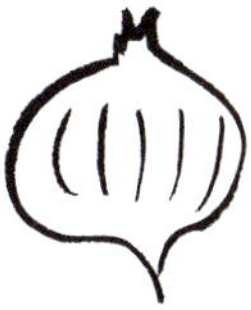

1人分
糖質
2.6
グラム

1人分
たんぱく質
29.7
グラム

1人分
脂質
27.5
グラム

ごちそう　簡単

オーブントースターで お手軽ローストビーフ

材料（2人分）

牛ももブロック肉…300グラム

Ⓐ
- 自然塩…少々
- コショウ…少々

タマネギ…1/8個(25グラム)

無塩バター…3グラム

ニンニク(すりおろし)…少々

Ⓑ
- 酒(焼酎もしくは糖質ゼロ日本酒)…大さじ1.5
- しょうゆ…大さじ1
- 顆粒《かりゅう》天然甘味料…小さじ1

作り方

1 牛ももブロック肉を常温に戻し、Ⓐを肉全体にすり込む。

2 大きく切ったアルミホイルに1の牛ももブロック肉をのせ、1100ワットの5分以上予熱したオーブントースターで8分加熱する。肉汁がこぼれないようにアルミホイルのふちを折り曲げておく。

3 牛ももブロック肉の上下を返して、さらに8分加熱し、トースターのなかで20分おく。肉汁は大さじ1取っておく。

4 3を取り出し、粗熱《あらねつ》が取れたら冷蔵庫で冷やす。

5 タマネギは細かくみじん切りにする。

6 フライパンを弱めの中火で熱し、無塩バターとニンニク、5を入れてじっくり炒める。

7 タマネギの色が変わったら、3の肉汁とⒷを加える。煮つめたらソースの完成。

8 4を薄切りにして、皿に盛り、7のソースをかける。

MEMO

肉の大きさやオーブントースターによって、焼き時間を調整しましょう。

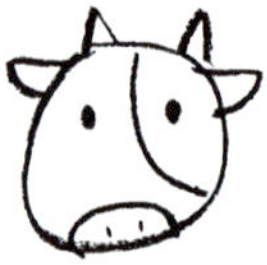

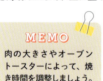

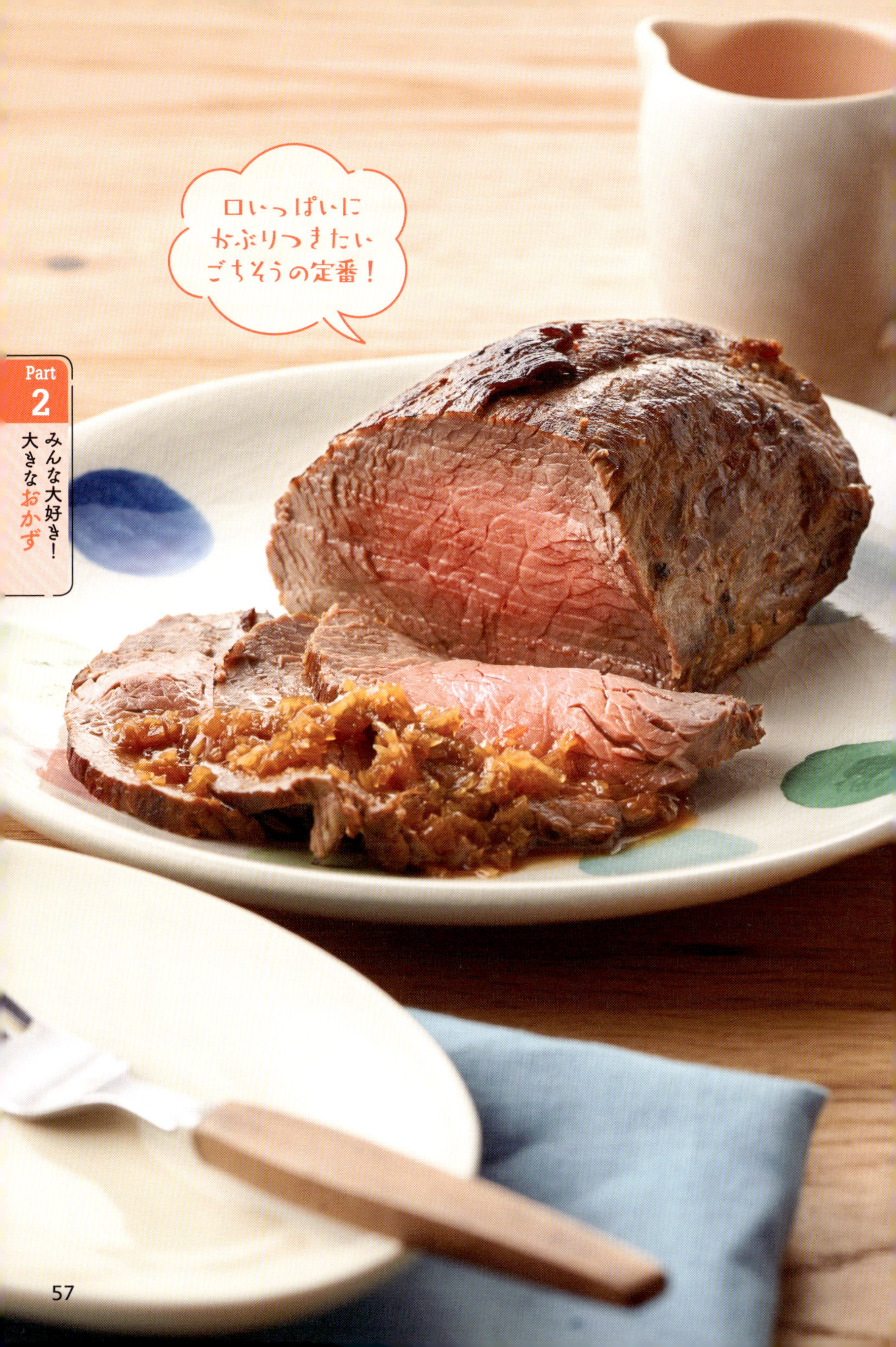

口いっぱいに
かぶりつきたい
ごちそうの定番！

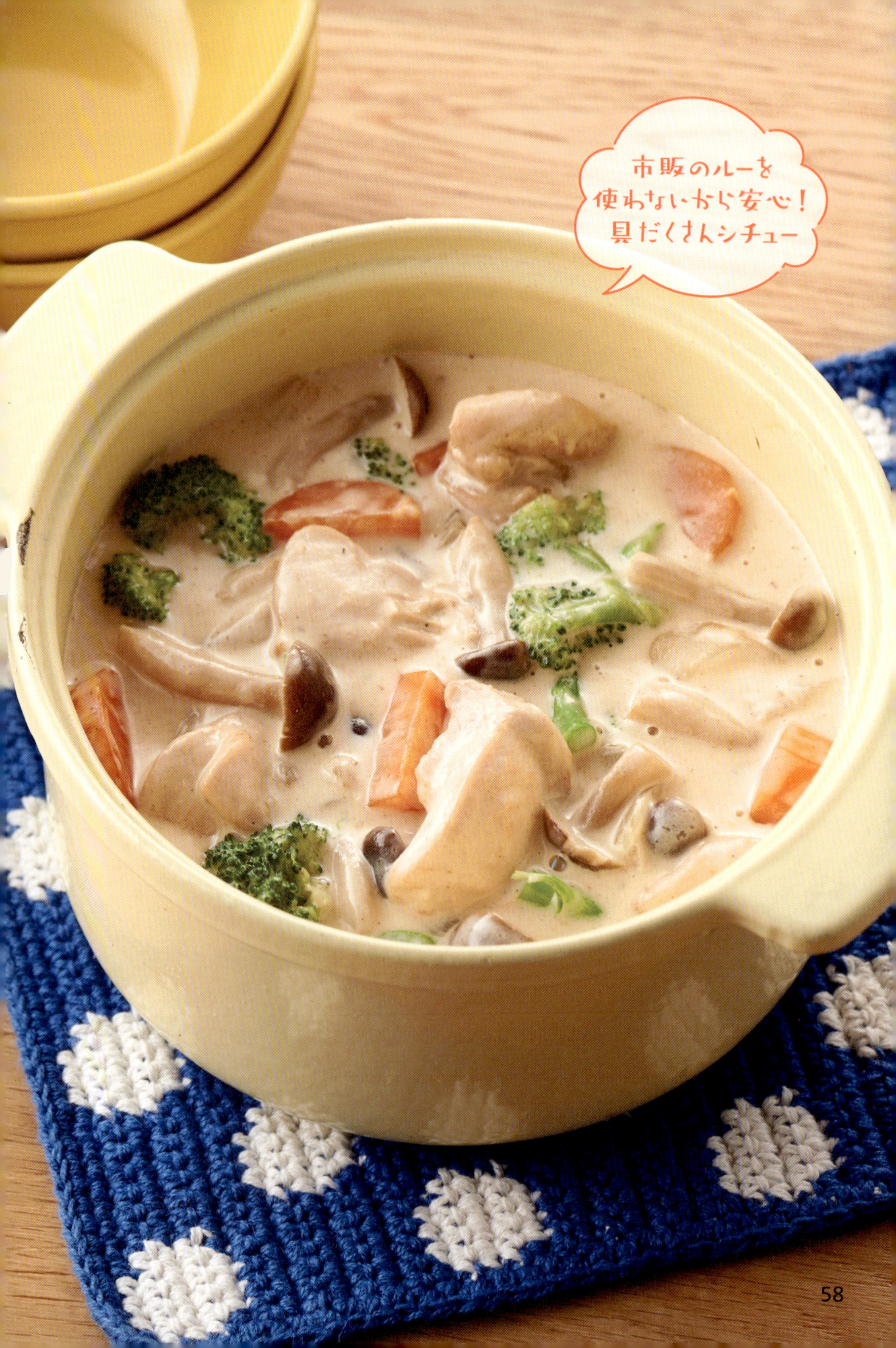
市販のルーを
使わないから安心！
具だくさんシチュー

定番

1人分 糖質 11.2グラム　1人分 たんぱく質 32.2グラム　1人分 脂質 47.5グラム

ルーなし濃厚クリームシチュー

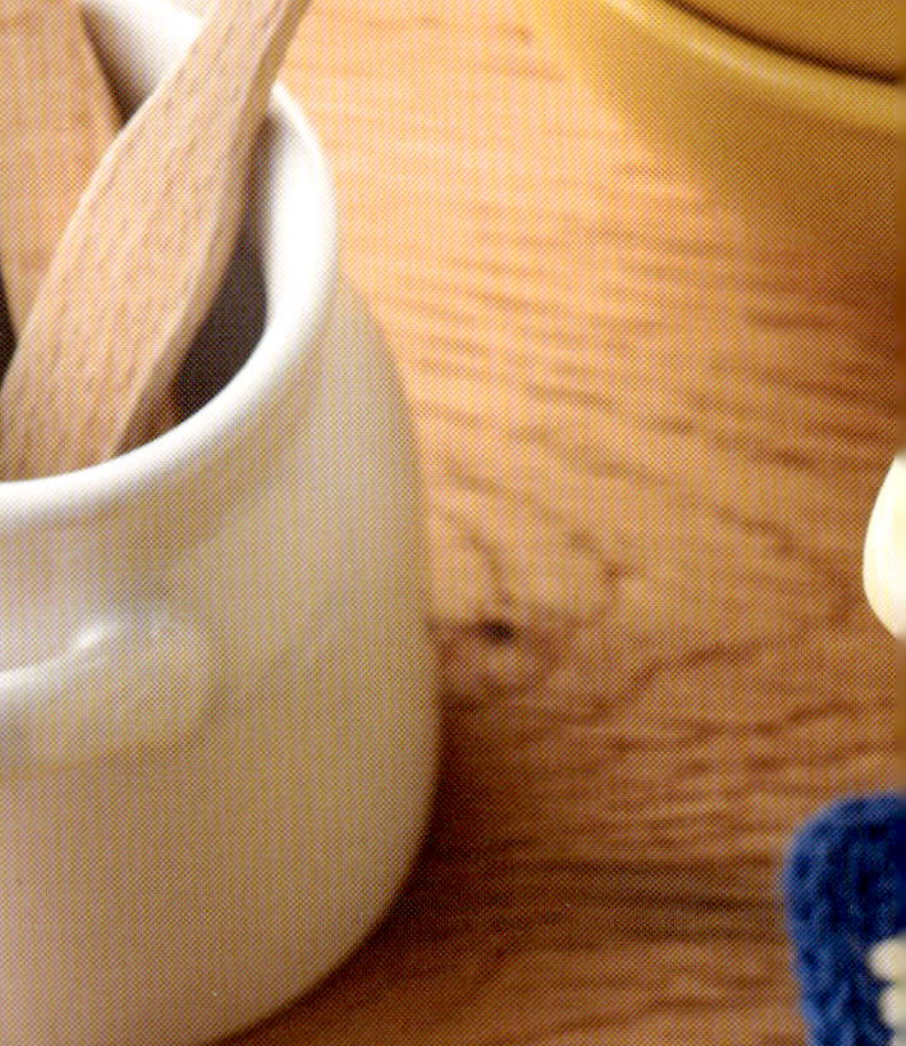

材料（3人分）

ブロッコリー…100グラム
鶏もも肉…1.5枚（450グラム）
タマネギ…1/2個（100グラム）
ニンジン…1/2本（100グラム）
ブナシメジ…1パック（200グラム）
無塩バター…30グラム

Ⓐ
水…200ミリリットル
化学調味料無添加コンソメ…1本（4.5グラム）

Ⓑ
生《なま》クリーム…100グラム
粉チーズ…20グラム
自然塩…少々
コショウ…少々

Ⓒ
カタクリ粉…小さじ4
水…大さじ1

作り方

1 食べやすい大きさにカットしたブロッコリーを耐熱ボウルに入れ、ふんわりとラップをかけてから、500ワットのレンジで2分加熱する。放置して余熱を入れる。
2 鶏もも肉は皮を取り除き、食べやすい大きさに切る。
3 タマネギとニンジンは食べやすい大きさに切り、ブナシメジは石づきを切り落として手でほぐしておく。
4 中火に熱したフライパンに、2の鶏皮を入れて焦《こ》げ目がつくまで焼いたら取り出す。出てきた油で2の鶏もも肉を炒めて、表面が焼けたら取り出す。出てきた油が多いときは、キッチンペーパーで吸い取って調整する。
5 鍋に無塩バターを入れ、3のタマネギがしんなりするまで炒める。3のニンジンとブナシメジ、4の鶏もも肉を入れて、さらに炒める。
6 具材のかさがへってブナシメジから水分が出始めたら、Ⓐを加え、沸騰後に弱火に変えて5分ほど煮込む。
7 Ⓑを順に加えて、まぜ合わせたら火を止める。Ⓒで水溶《と》きカタクリ粉を作り、鍋に入れてすばやくまぜ合わせ、もう一度火にかけてとろみをつける。
8 皿に盛る直前に1のブロッコリーを入れ、軽くまぜ合わせる。

ちょっとした調理のコツ

余った鶏皮はおやつに！

鶏肉の皮は、食感が苦手なお子さんも多いため、鶏肉のレシピは鶏皮を取って調理をしています。脂質がとれるので、気にならない場合は鶏皮を取らなくてもよいです。また、余った鶏皮は、フライパンでカリカリに焼くと、写真右のように食感のよいおやつになります。

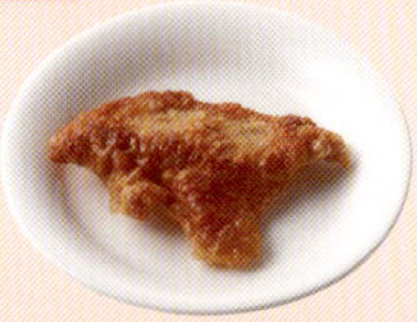

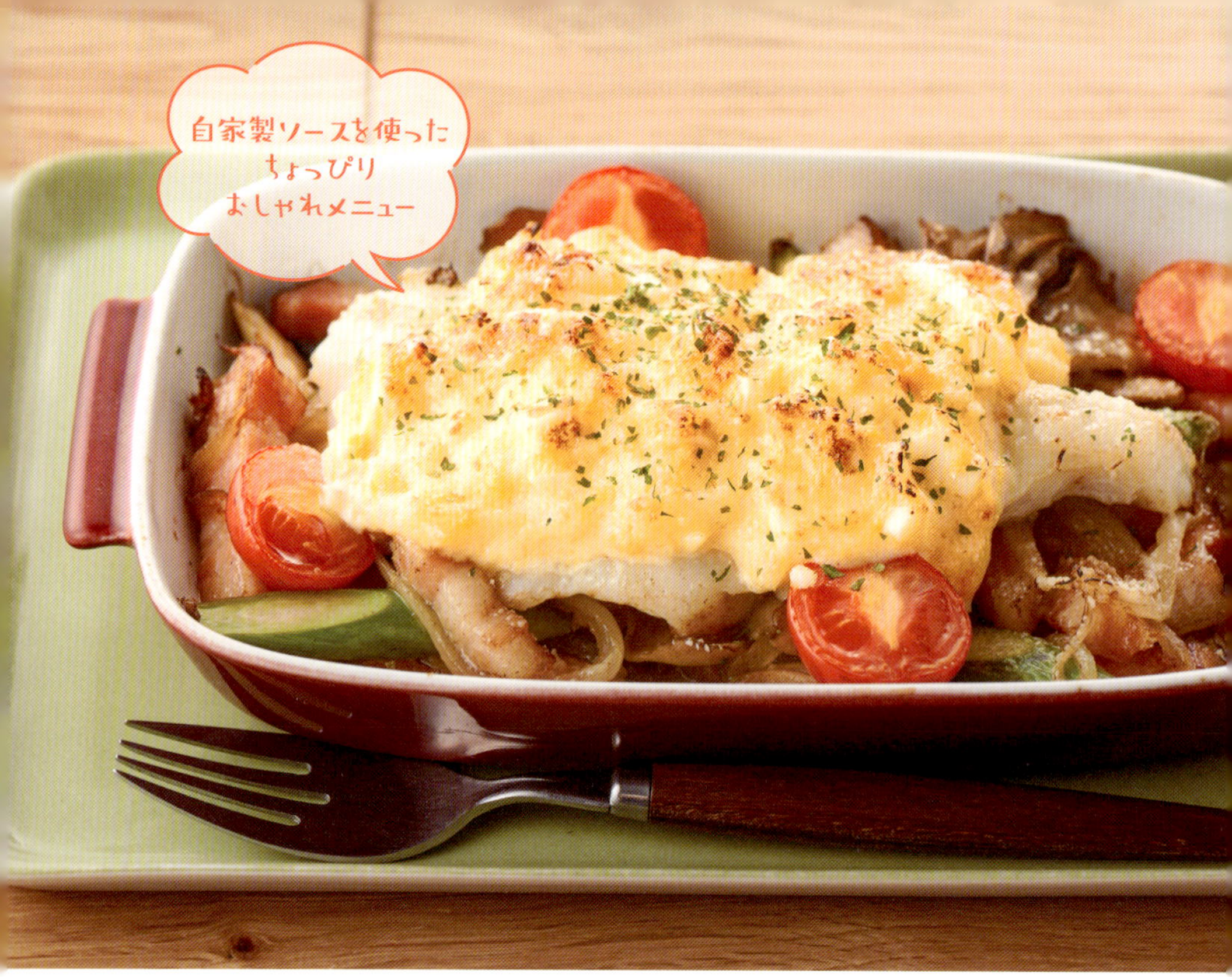
自家製ソースを使った
ちょっぴり
おしゃれメニュー

簡単

タラと彩り野菜のタルタル焼き

1人分 糖質	1人分 たんぱく質	1人分 脂質
5.5 グラム	25.1 グラム	43.2 グラム

材料（2人分）

無塩バター…1グラム＋10グラム
タラ…2切れ（160グラム）
自然塩…少々
コショウ…少々
ニンニク…3グラム
A ブロックベーコン…80グラム
A アスパラガス…40グラム
A タマネギ…1/4個（50グラム）
A マイタケ…1/2パック（50グラム）
ミニトマト…4個（40グラム）
タルタルソース…125グラム
※作り方は75ページ参照
粉チーズ…6グラム
ドライパセリ（トッピング）…適量

作り方

1 グラタン皿に無塩バター1グラムをぬる。
2 タラに塩とコショウをふる。
3 ニンニクはみじん切り、Aは食べやすい大きさに、ミニトマトは半分に切っておく。
4 中火で熱したフライパンに無塩バター10グラムを入れ、2の表面を焼いて取り出す。
5 同じフライパンに3のニンニクを入れ、香りが立ったらAを順に入れて軽く炒め、塩とコショウで調味する。
6 5を1のグラタン皿に均等に入れ、真ん中を少し空けて4のタラをのせる。
7 タラの上にタルタルソースをかけ、ミニトマトをまわりにのせ、粉チーズを全体にかける。
8 5分以上予熱したトースターで8〜10分加熱し、タルタルソースが色づいたら取り出す。
9 お好みでパセリをトッピングする。

お弁当

サケのピカタ

1人分
糖質
2.9
グラム

1人分
たんぱく質
25.3
グラム

1人分
脂質
21.7
グラム

材料（2人分）

生《なま》サケ…2切れ（200グラム）

A
- 自然塩…少々
- コショウ…少々

カタクリ粉…5グラム

B
- 卵…1個
- 粉チーズ…10グラム
- パセリ…適量

無塩バター…10グラム

作り方

1 サケは骨を取り除き、食べやすい大きさに切る。
2 Aをサケ全体にふり、カタクリ粉を薄くまぶす。
3 ボウルにBを入れてよくまぜ合わせ、2を入れてからめる。
4 フライパンに無塩バターを入れてから中火にかけ、3の両面を焼く。

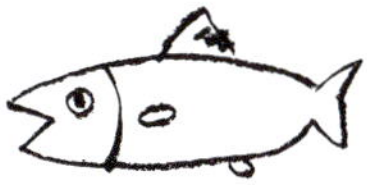

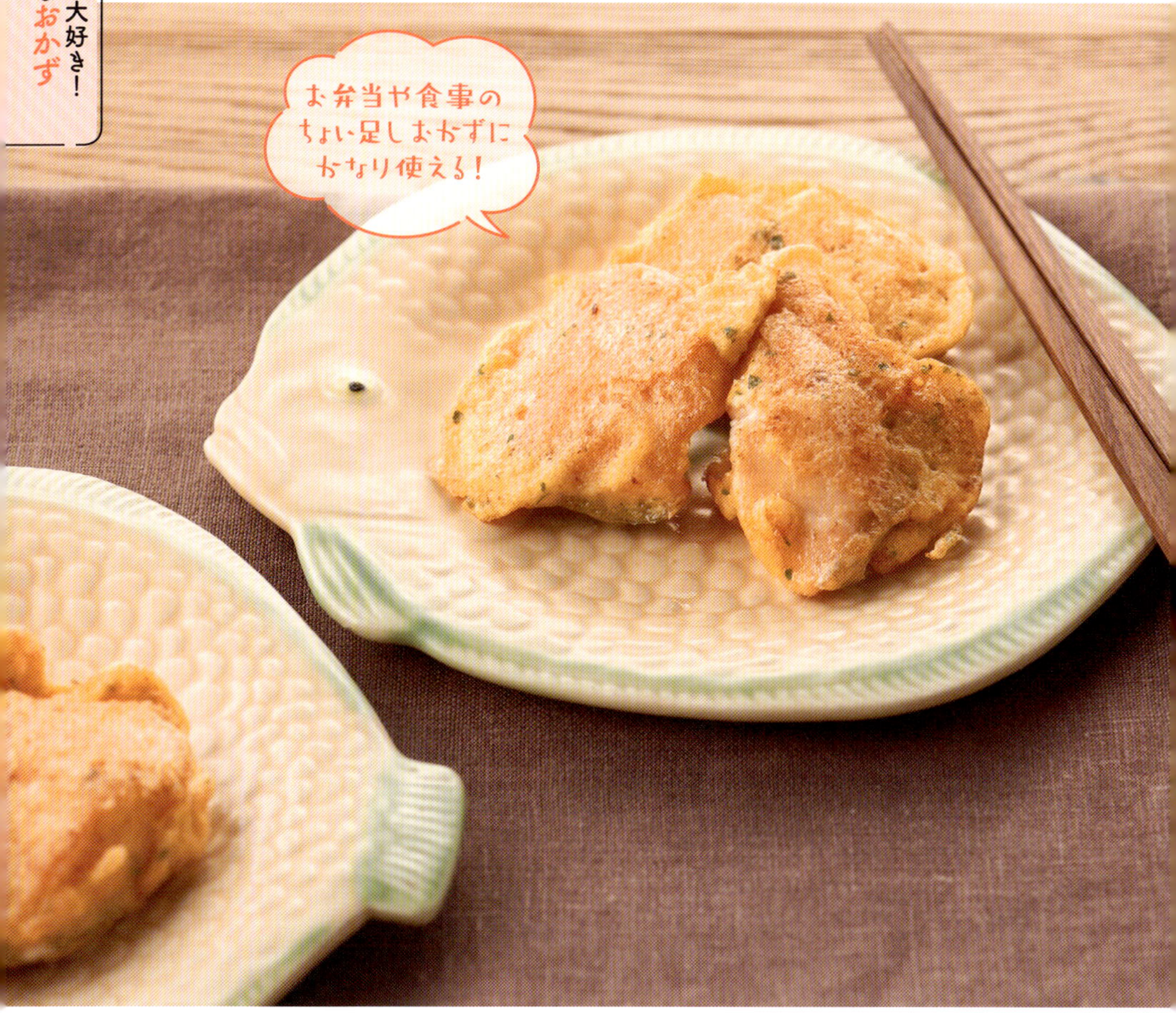
お弁当や食事の
ちょい足しおかずに
かなり使える！

簡単

鶏胸肉のアボカドカレーマヨ炒め

1人分 糖質 3.8グラム ／ 1人分 たんぱく質 68.8グラム ／ 1人分 脂質 84.3グラム

材料（1人分）

鶏胸肉…1枚（300グラム）
ニンニク…1/2片

Ⓐ
- マヨネーズ…35グラム
- 純カレーパウダー（無添加）…4グラム
- ココナッツオイル…5グラム
- アボカド…1/2個（50グラム）
- 自然塩…少々
- コショウ…少々

無塩バター…15グラム

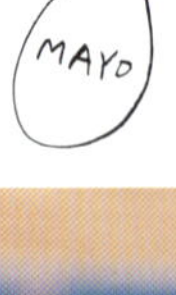

作り方

1. 鶏胸肉はひと口大に、ニンニクはみじん切りにする。
2. ボウルにⒶの材料を入れてまぜる。このとき、ココナッツオイルが固まっている場合は、湯せん（分量外）などで先に溶《と》かしてから使う。
3. フライパンに無塩バターと1のニンニクを入れて、弱火でじっくり炒める。
4. 香り立ったら1の鶏胸肉を入れ、中火に変える。このとき、バターが焦げないように注意する。
5. 肉の表面が色づいたら火力を少し落とし、ふたをして3分くらい蒸《む》し焼きにする。
6. 鶏に火が通ったら火を止め、2を入れてまぜ合わせる。

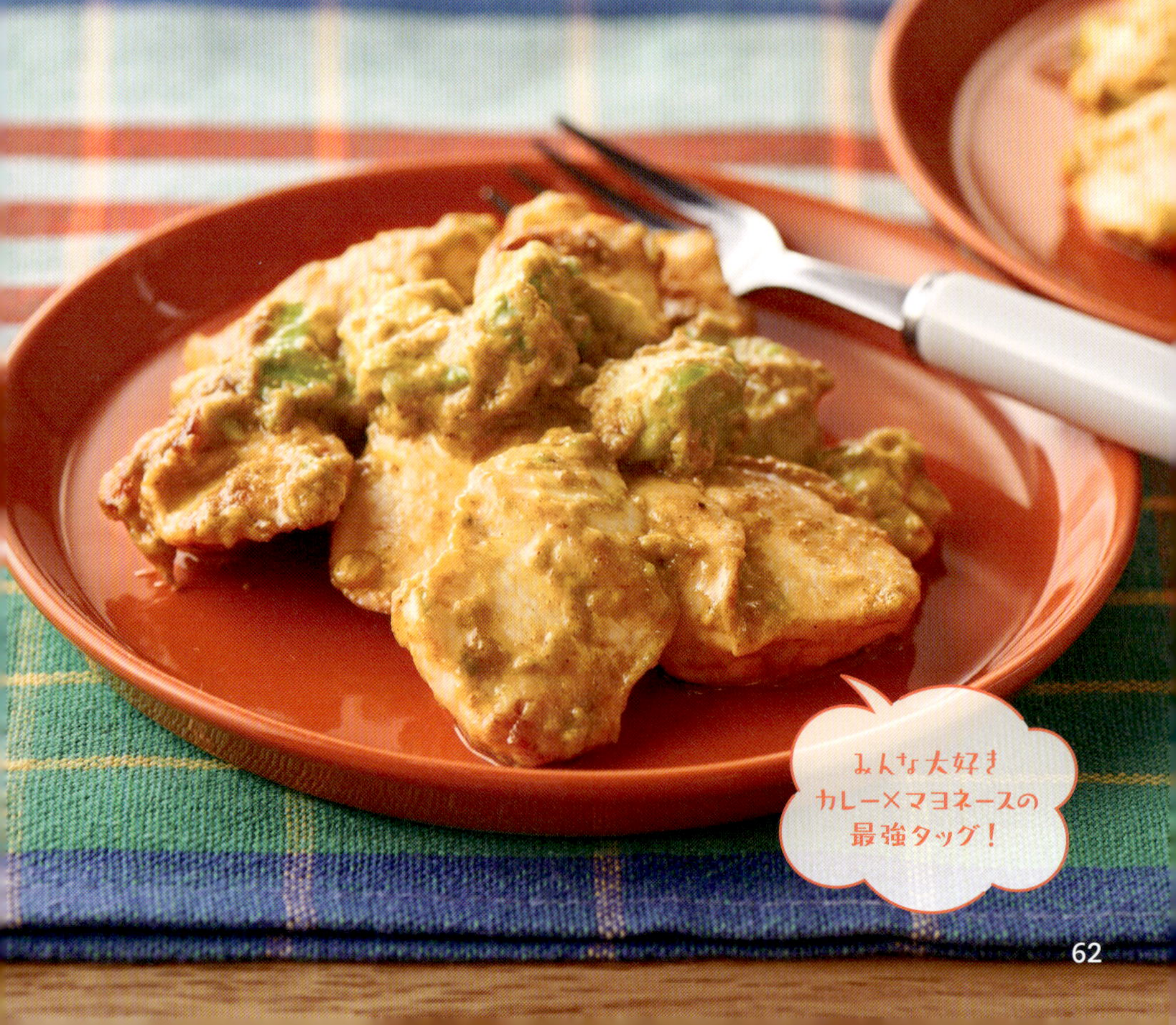
みんな大好き
カレー×マヨネースの
最強タッグ！

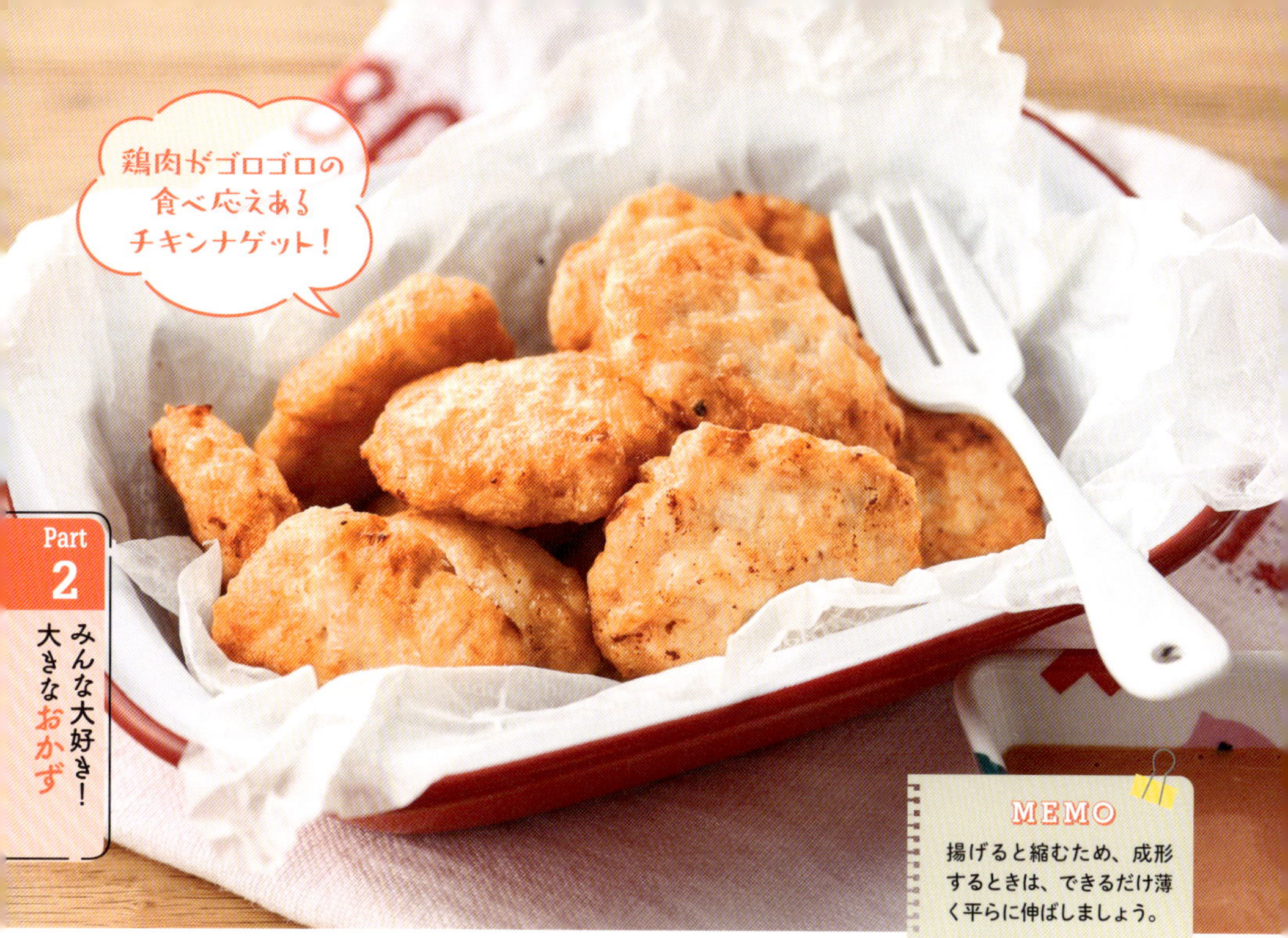
鶏肉がゴロゴロの
食べ応えある
チキンナゲット！

MEMO

揚げると縮むため、成形するときは、できるだけ薄く平らに伸ばしましょう。

お弁当　おやつ

チーズinチキンナゲット

1人分 糖質 7.5グラム　1人分 たんぱく質 32.75グラム　1人分 脂質 34.4グラム

材料（4人分）

- Ⓐ
  - 糖質オフケチャップ…大さじ3
  - マヨネーズ…大さじ1
  - 顆《か》粒《りゅう》天然甘味料…5グラム
  - しょうゆ…小さじ1/2
- 鶏胸肉…1枚（300グラム）
- タマネギ…1/4個（50グラム）
- ニンニク…8グラム
- 鶏ももひき肉…300グラム
- 卵…1個
- マヨネーズ…大さじ1
- 化学調味料無添加コンソメ…1/2本（2.25グラム）
- 粉チーズ…20グラム
- カタクリ粉…20グラム
- 自然塩…少々
- コショウ…少々
- ラード（揚げ油）…適量

作り方

1. ボウルでⒶをまぜ合わせてソースを作る。時間がたつと顆粒天然甘味料が溶《と》ける。
2. 鶏胸肉は皮を取り、肉の繊維に沿って薄切りにする。さらに繊維に沿って3ミリ幅程度の太めの千切りにしてから、5ミリ角以下のみじん切りにする。鶏皮も小さくみじん切りにする。
3. タマネギとニンニクはみじん切りにする。
4. ボウルにラード以外のすべての材料を入れてまぜ合わせる。
5. スプーンでピンポン玉ぐらいの量をすくい取り、水で濡らした手のひらで空気を抜きながら、できる限り薄く平らに伸ばして成形する。
6. フライパンにラードを入れ、170℃に熱する。5を1個ずつ入れ、キツネ色になるまで揚げる。

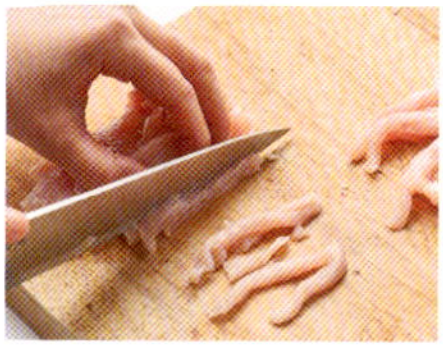

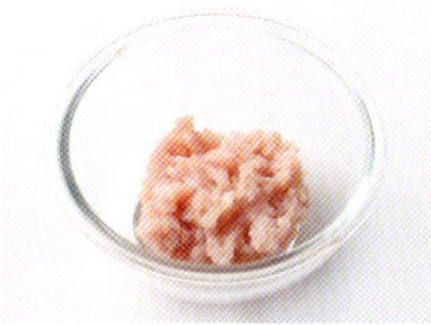

鶏胸肉を繊維に沿って切ることで、食べやすい食感になります。また、粗めのみじん切りにすると食べ応えが出ます。

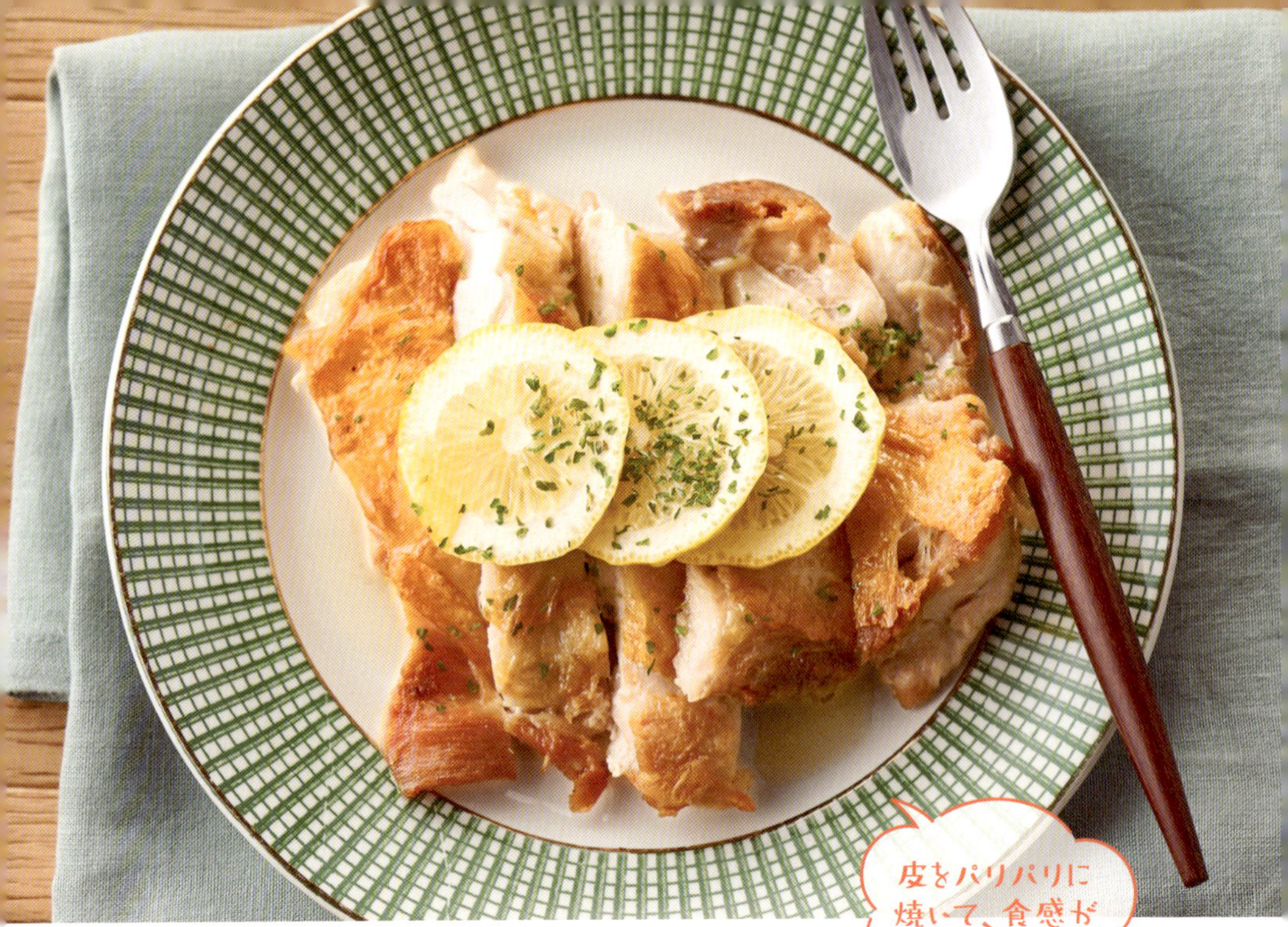

皮をパリパリに
焼いて、食感が
楽しいひと品に

ごちそう

チキングリルのレモンバターソース

1人分	1人分	1人分
糖質	たんぱく質	脂質
0.9グラム	49.9グラム	54.8グラム

材料（1人分）

鶏もも肉…1枚（300グラム）
自然塩…少々
コショウ…少々
レモン汁…10ミリリットル
バター…15グラム
レモン（トッピング）…適宜
パセリ（トッピング）…適宜

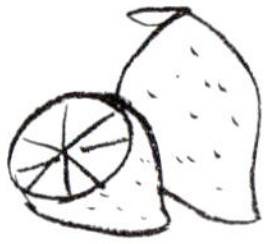

作り方

1 鶏もも肉は皮目をフォークで刺し、裏側は厚みのあるところに切れ目を入れ、厚さを均一にしておく。塩とコショウをふる。
2 皮目を上側にして200～220℃のグリルで15～20分、皮が色づくまで焼く。
3 レモンをしぼり、果汁を耐熱容器に入れておく。
4 フライパンにバターを入れて弱火で温め、溶けたら3の容器に入れてまぜ合わせる。
5 鶏もも肉が焼けたら包丁でカットし、4のソースをかけて、お好みでスライスしたレモンとパセリをトッピングする。

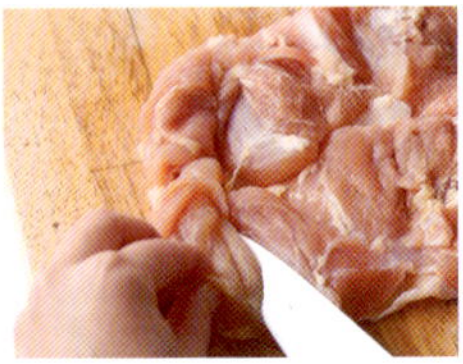

鶏もも肉は、場所によって肉の厚みが違います。均一の厚さにすることで火の通りがムラなく仕上がります。

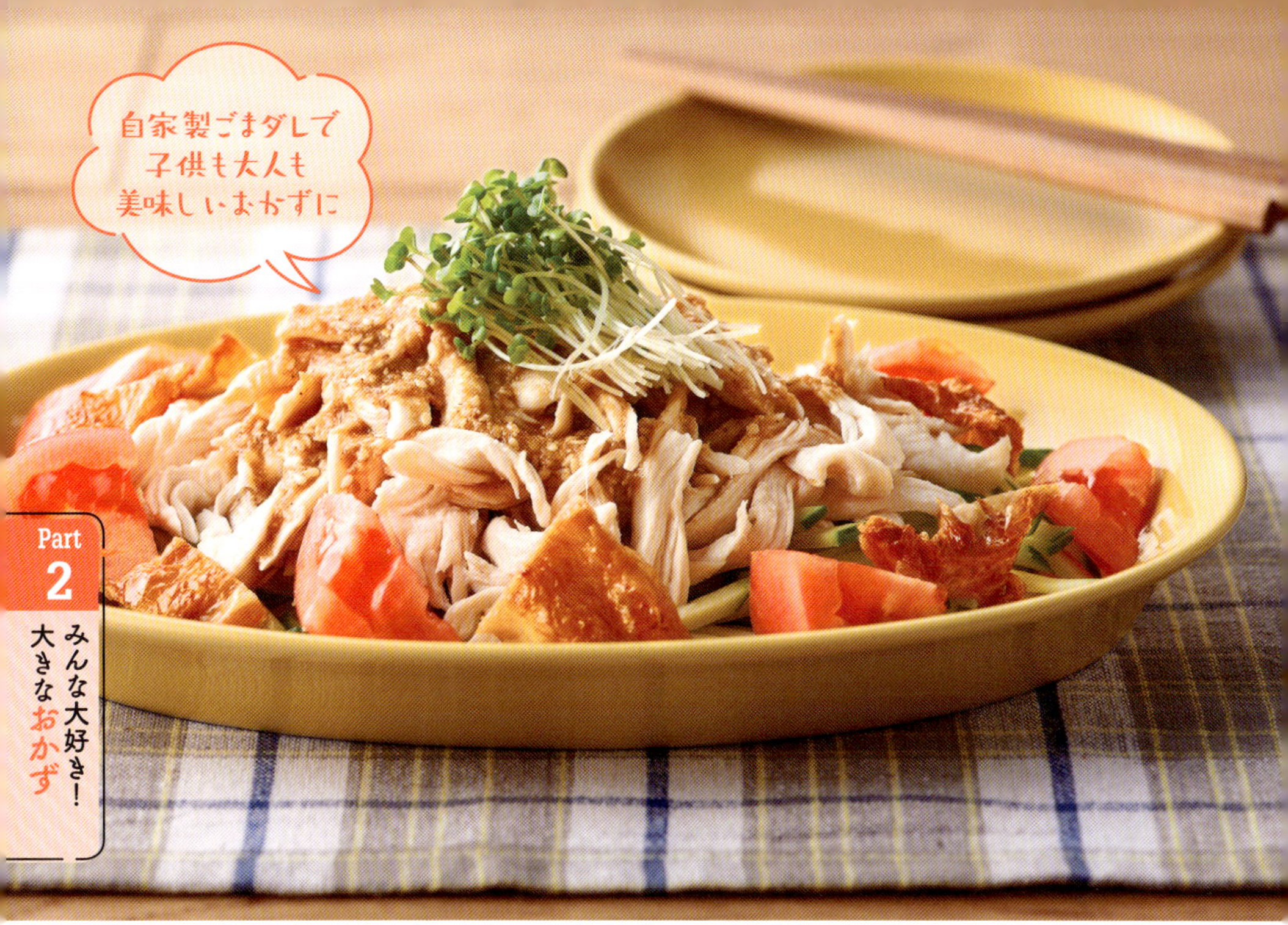
自家製ごまダレで
子供も大人も
美味しいおかずに

定番 簡単

蒸し鶏バンバンジー

1人分 糖質 5.9 グラム
1人分 たんぱく質 36 グラム
1人分 脂質 15.4 グラム

材料（2人分）

鶏胸肉…2枚（600グラム）

Ⓐ
- 酒（焼酎もしくは糖質ゼロ日本酒）…大さじ2
- 化学調味料無添加ガラスープ顆粒《かりゅう》…小さじ1

Ⓑ
- ショウガ…5グラム
- ニンニク…5グラム

Ⓒ
- 顆粒天然甘味料…10グラム
- みそ…大さじ2
- しょうゆ…大さじ2
- 酢…大さじ1
- ゴマ油…小さじ1
- すりゴマ…大さじ2
- 煎《い》りゴマ…大さじ2

キュウリ…1本（100グラム）
トマト…1/2個（100グラム）
ブロッコリースプラウト（トッピング）…20グラム

作り方

1 鶏胸肉は皮を取り除き、フォークで両面全体を刺す。
2 耐熱性のジッパー付き保存袋にⒶとすりおろしたⒷ、1の鶏胸肉を入れてもみ込む。
3 保存袋の空気をしっかり抜いてから閉じ、そのまま鍋に入れ、水（分量外）をたっぷりと入れる。
4 鶏胸肉が水から浮かび上がらないように皿などを重しにし、鍋にふたをして中火で加熱する。
5 沸騰直前で弱火に変え、3分ゆでたら火を止める。お湯が冷めるまで放置し、余熱を加える。
6 5の鶏胸肉の粗熱《あらねつ》が取れたら割く。このとき、鶏肉から出た蒸《む》し汁を大さじ1〜1.5取っておく。
7 中火で熱したフライパンで、1の鶏皮を揚げ焼きにする。
8 ボウルに6の蒸し汁とⒸをまぜ合わせてタレを作る。
9 キュウリ、トマトを食べやすい大きさに切り、6の鶏胸肉といっしょに皿に盛り付ける。8のタレをかけ、砕《くだ》いた7の鶏皮とブロッコリースプラウトを散らす。

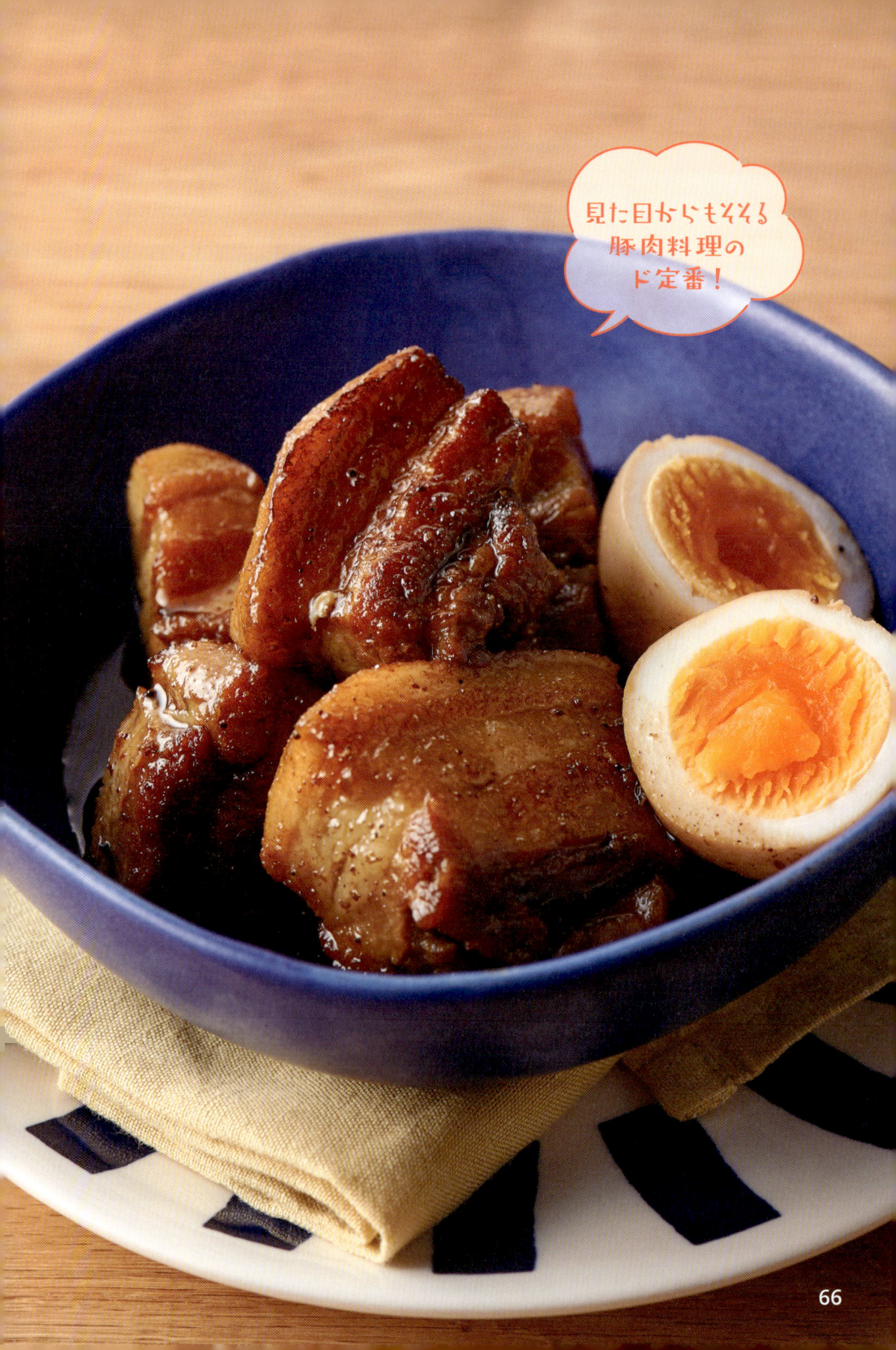
見た目からもそそる豚肉料理のド定番！

定番

卵入り豚の角煮

1人分 糖質 3.2グラム
1人分 たんぱく質 43.7グラム
1人分 脂質 106.5グラム

材料（2人分）

卵…2個
豚バラブロック肉…500グラム
ショウガ…20グラム
しょうゆ…50ミリリットル
酒（焼酎もしくは糖質ゼロ日本酒）
…130ミリリットル
水…100ミリリットル
顆粒《かりゅう》天然甘味料…25グラム
カツオブシ粉末…2グラム
長ネギ（青い部分）…適量

MEMO
このレシピは糖質オフの実践者向けに、やや薄味に仕上げています。

作り方

1 卵は沸騰したお湯（分量外）で10分間ゆで、冷水（分量外）で冷やしてから殻《から》をむく。
2 豚バラブロック肉は食べやすい大きさにカットして、中火で熱した深鍋で表面に焦《こ》げ目をつける。このとき、豚バラ肉から出た余分な脂《あぶら》は取り除いておく。
3 ショウガを薄切りにする。2の豚バラブロック肉と残りの材料すべてを炊飯器に入れ、普通コースで煮る。
4 終了後はそのまま保温で60分放置し、もう一度、炊飯器の普通コースで煮る。盛り付けるときは、臭み消し用のショウガとネギをお好みで取り除く。

【炊飯器がない場合の作り方】

- 工程1～2まで同様。
- 工程3ですべての材料を鍋に入れ、アルミホイルで落としぶたをして弱火で煮込む。このとき、材料の調味料で肉がひたひたに浸からない場合は水（分量外）を足す。
- 1時間半くらい煮込み、水分がへってきたらアルミホイルを取る。少し火を強くして水分を飛ばす。照りが出てきたら完成。

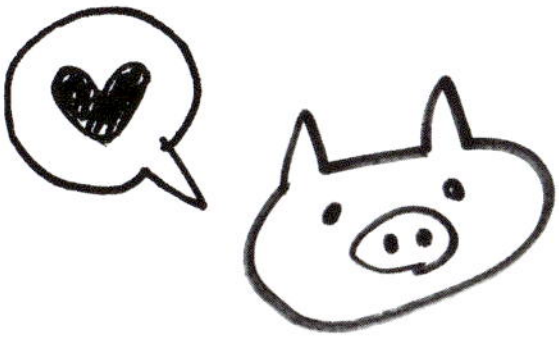

子供が大好きな
甘辛い味付けの
卵料理に

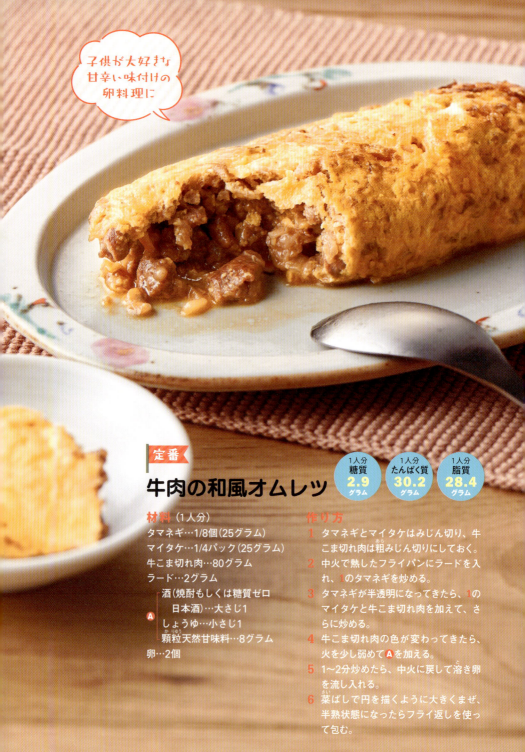

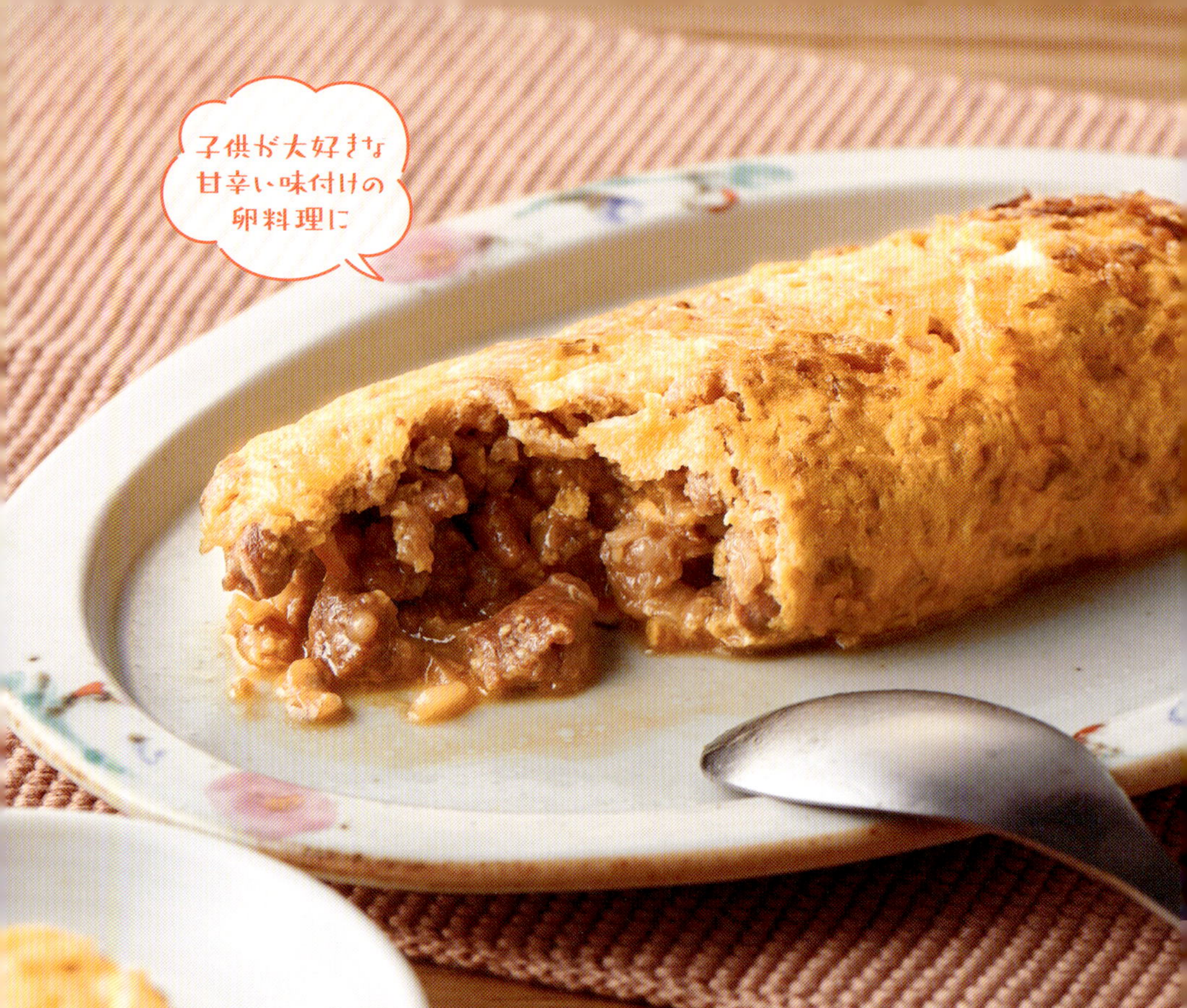

定番

牛肉の和風オムレツ

1人分 糖質 2.9 グラム
1人分 たんぱく質 30.2 グラム
1人分 脂質 28.4 グラム

材料（1人分）

タマネギ…1/8個（25グラム）
マイタケ…1/4パック（25グラム）
牛こま切れ肉…80グラム
ラード…2グラム
Ⓐ 酒（焼酎もしくは糖質ゼロ日本酒）…大さじ1
Ⓐ しょうゆ…小さじ1
Ⓐ 顆粒《かりゅう》天然甘味料…8グラム
卵…2個

作り方

1 タマネギとマイタケはみじん切り、牛こま切れ肉は粗《あら》みじん切りにしておく。
2 中火で熱したフライパンにラードを入れ、1のタマネギを炒める。
3 タマネギが半透明になってきたら、1のマイタケと牛こま切れ肉を加えて、さらに炒める。
4 牛こま切れ肉の色が変わってきたら、火を少し弱めてⒶを加える。
5 1〜2分炒めたら、中火に戻して溶《と》き卵を流し入れる。
6 菜《さい》ばしで円を描くように大きくまぜ、半熟状態になったらフライ返しを使って包む。

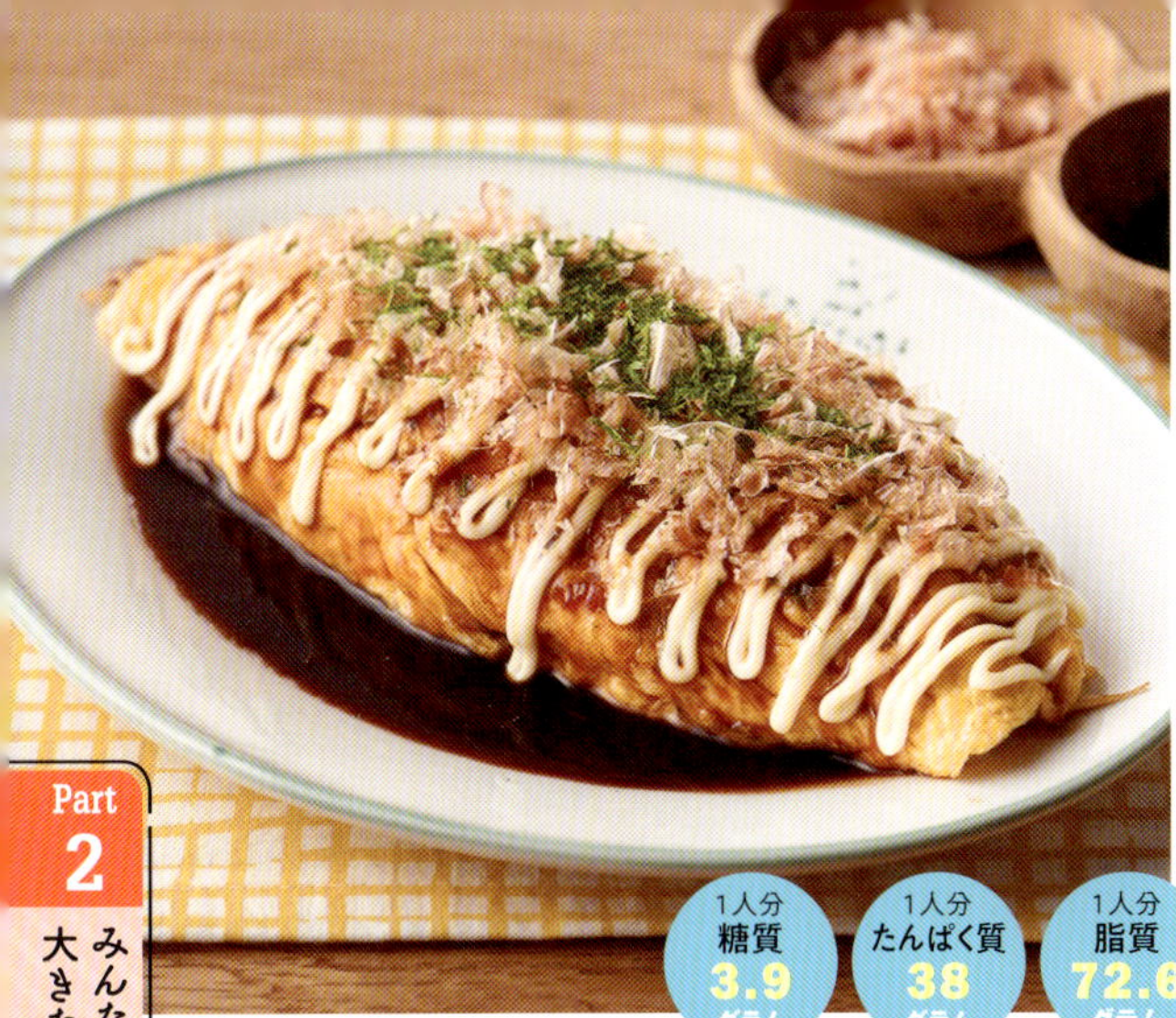

簡単

チーズ入りとん平焼き

1人分 糖質 3.9グラム　1人分 たんぱく質 38グラム　1人分 脂質 72.6グラム

材料（2人分）

豚バラ肉（薄切り）…200グラム
モヤシ…100グラム
Ⓐ 自然塩…少々
　 コショウ…少々
ラード…適量（約2グラム）
卵…4個
シュレッドチーズ…50グラム
Ⓑ 糖質オフお好み焼きソース…適量
　 マヨネーズ…適量
　 カツオブシ（トッピング）…適量
　 青ノリ（トッピング）…適量

作り方

1 豚バラ肉は食べやすい大きさに切り、中火に熱したフライパンで炒める。
2 肉の色が変わってきたら、モヤシを加えてサッと炒める。Ⓐで調味し、ボウルに出しておく。
3 フライパンをきれいにふき取ってから中火で熱し、ラードを入れる。溶《と》いた卵を流し入れ、菜《さい》ばしで2〜3周の円を描くようにまぜる。
4 半熟くらいになってきたらシュレッドチーズをのせ、その上に2の具材ものせて卵で包む。
5 皿に盛り、お好みでトッピング用のⒷを盛り付ける。

簡単　お弁当

コンビーフ入り卵焼き

1人分 糖質 1.1グラム　1人分 たんぱく質 21グラム　1人分 脂質 17.6グラム

材料（2人分）

コンビーフ…1/2缶（100グラム）
マヨネーズ…5グラム
卵…3個

作り方

1 中火で熱した玉子焼き用のフライパンに、コンビーフとマヨネーズを入れる。コンビーフをほぐしながら炒める。
2 1の玉子焼き用のフライパンに、溶《と》きほぐした卵2/3量を流し入れる。1の具材を巻き込みながら円を描くようにまぜ、半熟になったら巻き取っていく。
3 残りの卵を流し入れ、半熟になったら巻いていく。

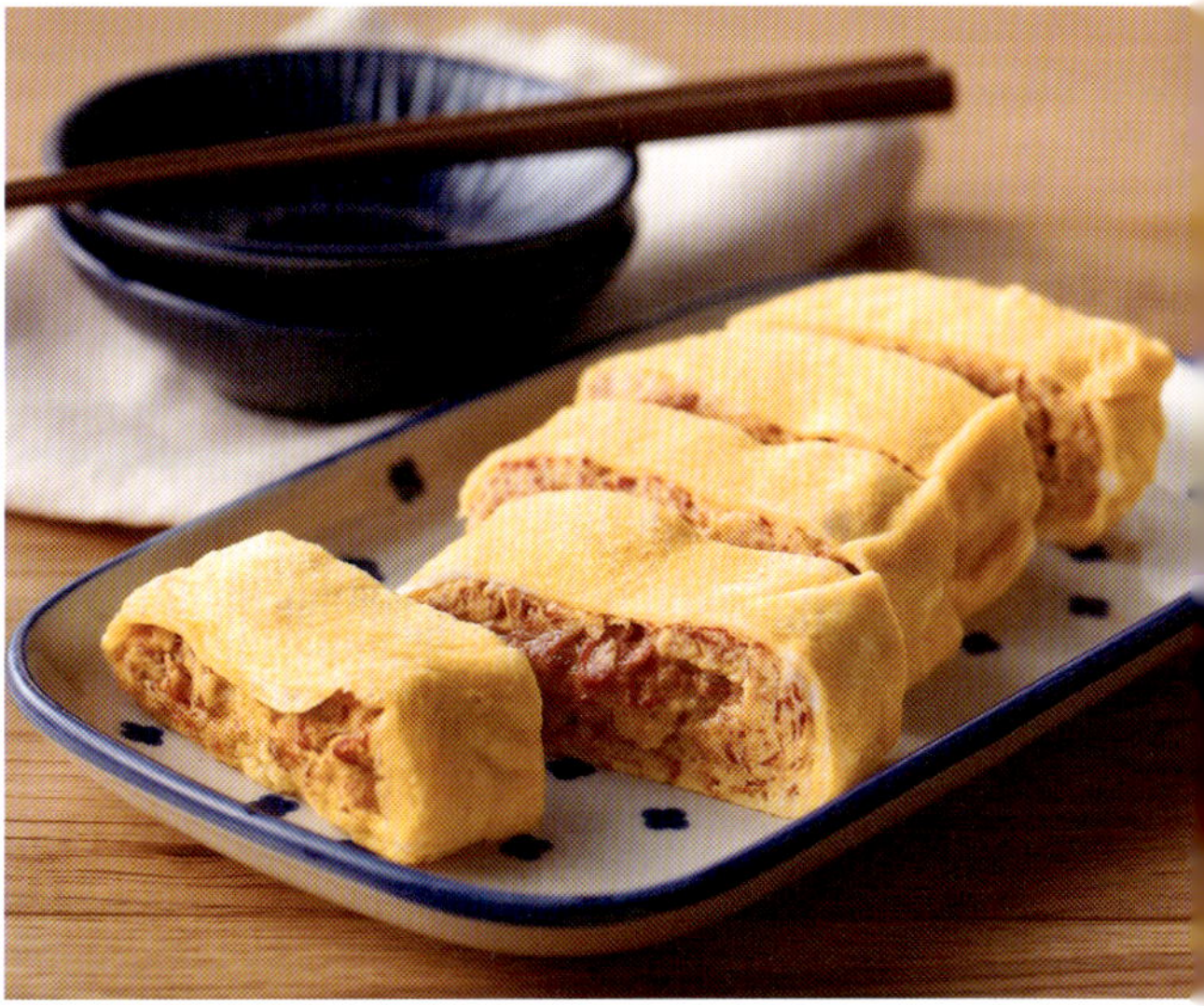

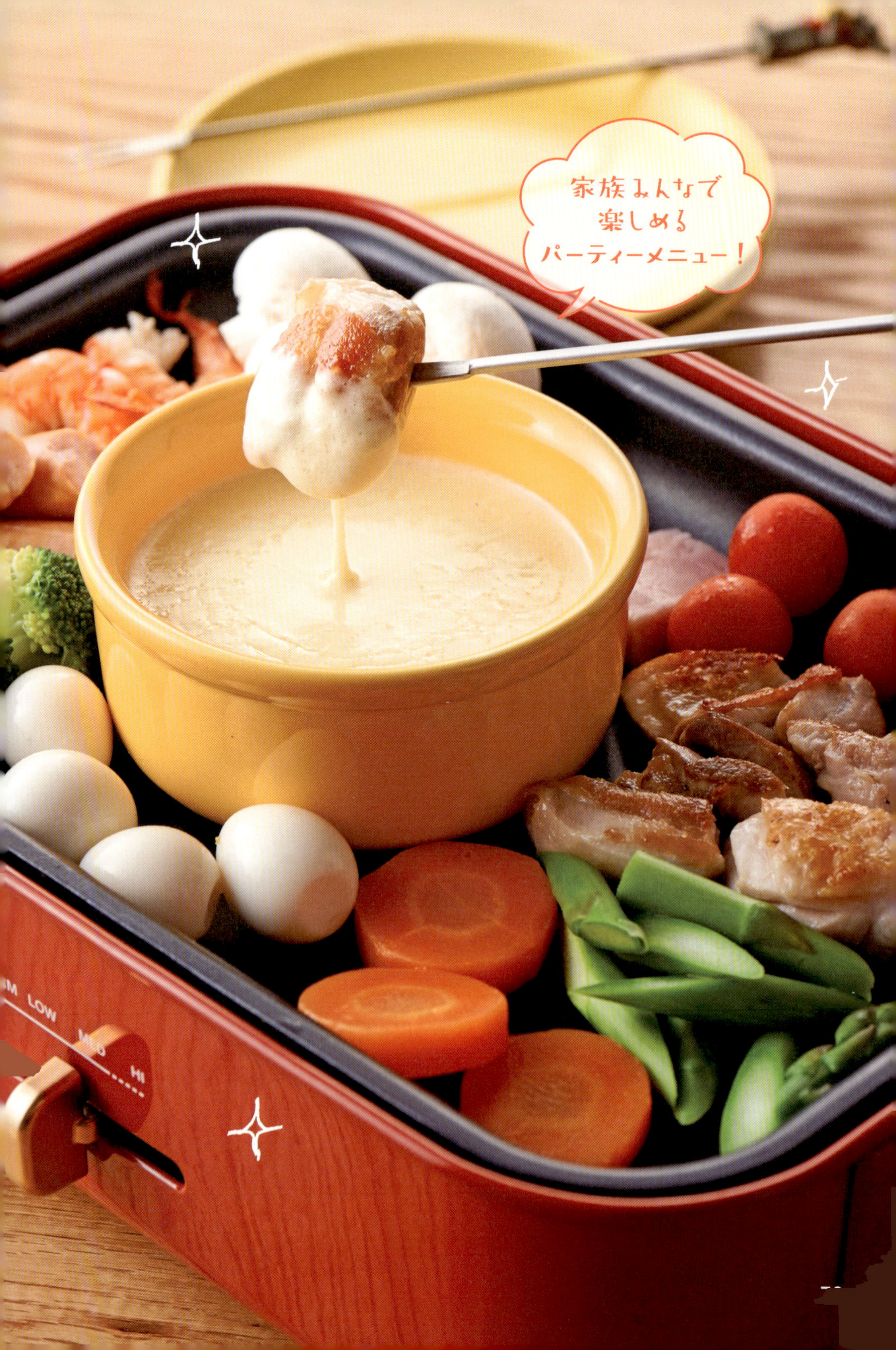
家族みんなで
楽しめる
パーティーメニュー！
LOW
MED
HI

ごちそう

1人分 糖質 10.1 グラム
1人分 たんぱく質 63.9 グラム
1人分 脂質 85.2 グラム

ホットプレートで お手軽チーズフォンデュ

材料（2人分）

Ⓐ
- 鶏もも肉…200グラム
- ウインナー…5本（90グラム）
- ブロックベーコン…100グラム
- ブロッコリー…1/2株（100グラム）
- アスパラガス…3本（50グラム）
- ニンジン…1/2本（50グラム）
- エビ…10尾
- ウズラの卵（水煮）…6個
- マッシュルーム（生）…50グラム
- ミニトマト…6個

Ⓑ
- シュレッドチーズ…100グラム
- 生《なま》クリーム（動物性）…60グラム

マヨネーズ…10グラム

MEMO

材料以外の野菜でもおいしく食べられます。カボチャやサツマイモ、ジャガイモは糖質が多いので、使う場合は量に気をつけましょう。

作り方

1 鶏もも肉、ウインナー、ベーコンは食べやすい大きさに切り、フライパンで火を通す。
2 ブロッコリーは小房に分ける。アスパラガスは根元の硬いところをピーラーでむき、食べやすい大きさに切る。ニンジンは食べやすい大きさに切る。
3 2のブロッコリーとアスパラガス、ニンジンは、沸騰したお湯（分量外）で固めに下ゆでする。エビは沸騰したお湯（分量外）で下ゆでする。
4 耐熱性のグラタン皿にⒷを入れ、500ワットの電子レンジで1分30秒加熱する。取り出したらまぜ、再度20〜30秒間加熱してまぜる。このとき、使用する皿の大きさに合わせて、一度に作る量と加熱時間を調整すること。
5 4がなめらかになったら、マヨネーズを加えてまぜ合わせる。
6 保温に設定したホットプレートの中央に5をのせ、Ⓐの具材を並べる。5につけていただく。

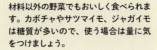

定番　お弁当

しっとり鶏胸肉のチャーシュー

1人分 糖質 4.6グラム　1人分 たんぱく質 66.6グラム　1人分 脂質 17.8グラム

材料（1人分）

鶏胸肉…1枚（300グラム）

Ⓐ
- しょうゆ…大さじ2
- 酒（焼酎もしくは糖質ゼロ日本酒）…大さじ2
- 顆《か》粒《りゅう》天然甘味料…15グラム

Ⓑ
- ショウガ…5グラム
- ニンニク…5グラム

MEMO

タレなしでもおいしく食べられます。

作り方

1 鶏胸肉は皮を取り、フォークで両面全体を刺しておく。

2 耐熱性のジッパー付き保存袋にⒶとすりおろしたⒷ、1の鶏胸肉を入れてもみこむ。

3 保存袋の空気をしっかり抜いてから閉じ、冷蔵庫にひと晩置く。

4 3の保存袋をそのまま鍋に入れ、水（分量外）をたっぷりと入れる。鶏胸肉が水から浮かび上がらないように皿などで重しをし、鍋にふたをして中火で加熱する。

5 沸騰直前で弱火に変え、3分ゆでたら火を止める。お湯が冷めるまで放置し、余熱を加える。

6 鶏胸肉を袋から取り出し、食べやすい大きさに切る。残った調味料液はフライパンで煮つめ、鶏胸肉の上からかける。

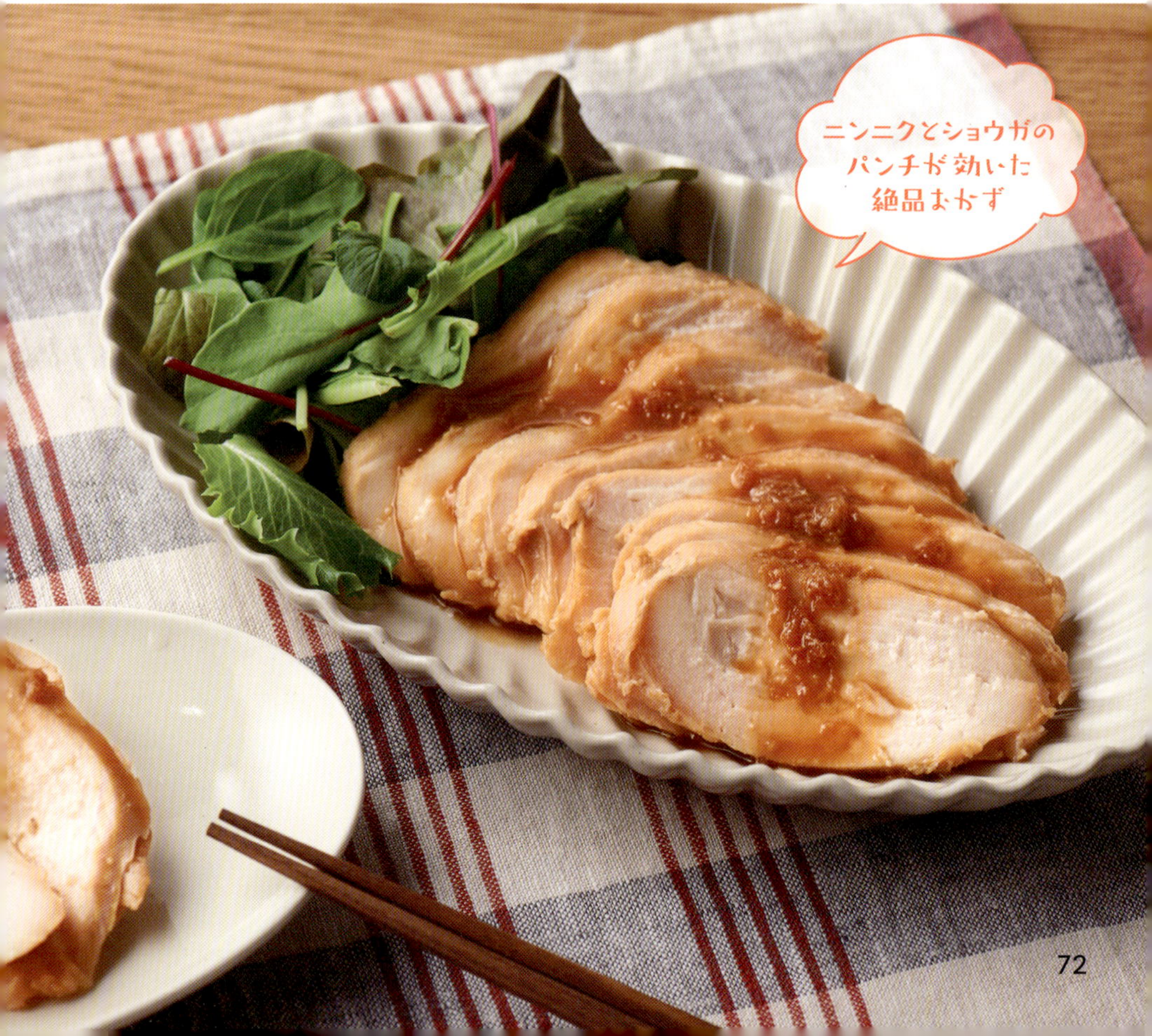
ニンニクとショウガの
パンチが効いた
絶品おかず

簡単

海鮮アボカドユッケ

1人分 糖質 2.4グラム
1人分 たんぱく質 34.3グラム
1人分 脂質 19.3グラム

材料（2人分）

アボカド…1個（100グラム）
レモン汁…大さじ1/2
マグロ（刺身用ブロック）…200グラム
Ⓐ しょうゆ…大さじ1
　 顆《か》粒《りゅう》天然甘味料…10グラム
コチュジャン…5グラム
※作り方は74ページ参照
Ⓑ すりゴマ…5グラム
　 ゴマ油…小さじ1
Ⓒ 温泉卵（もしくは黄身）…2個
　 ※作り方は76ページ参照
　 大葉（トッピング）…4枚

作り方

1 アボカドは食べやすい大きさに切り、レモン汁をかける。マグロは食べやすい大きさに切る。
2 Ⓐを耐熱ボウルに入れ、500ワットの電子レンジで10〜20秒加熱して顆粒天然甘味料を溶《と》かす。
3 2にコチュジャンを加えてまぜる。
4 Ⓑを加えて、さらによくまぜてタレが完成。
5 皿に1を入れ、4のタレで和《あ》えて、トッピング用のⒸをのせる。

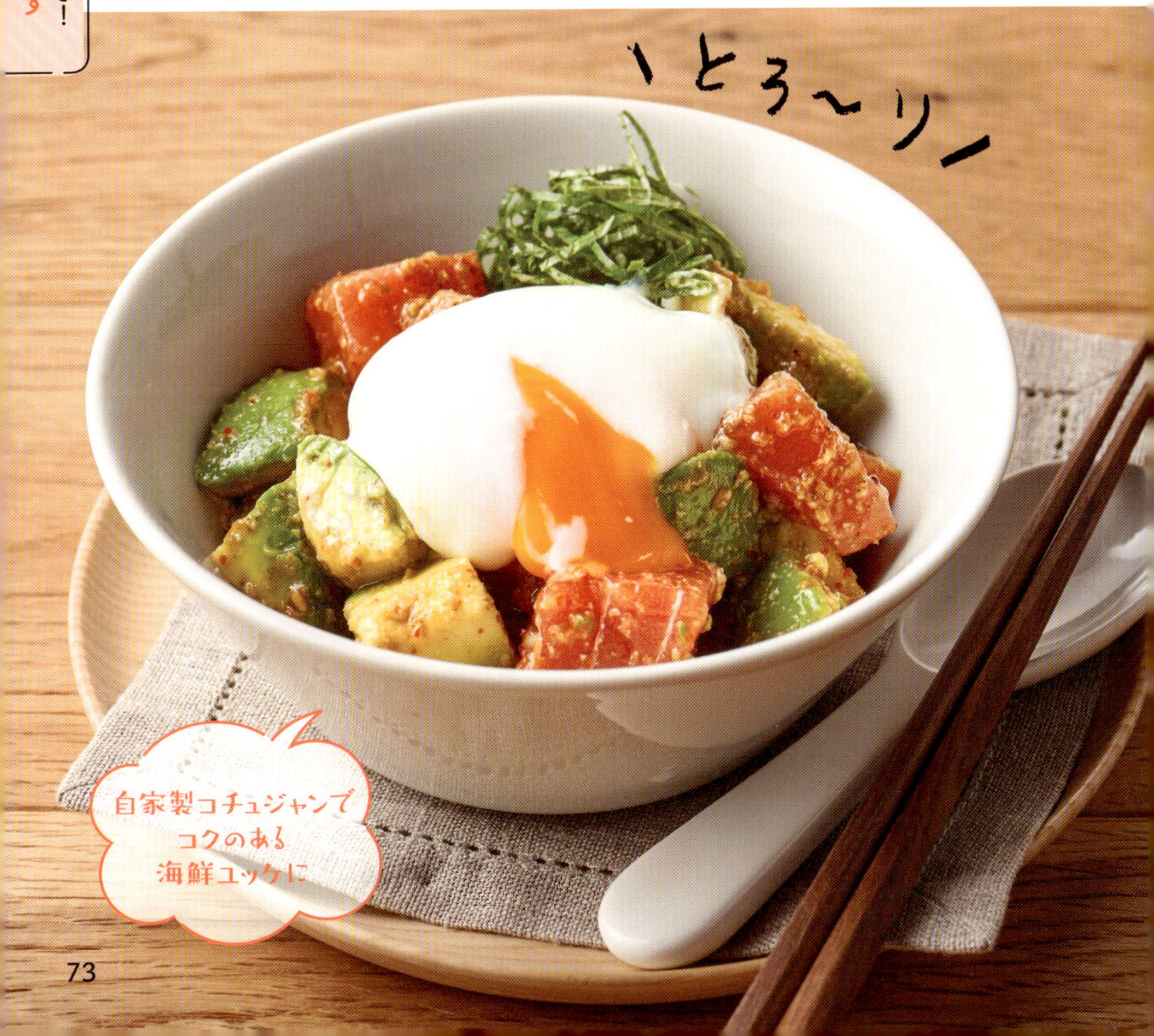
とろ〜り
自家製コチュジャンで
コクのある
海鮮ユッケに

あったら超便利！

美味しさワンランクアップの手作り調味料

ここでは、ちょっと工夫したワンランク上の調味料を紹介します。
糖質オフされた市販のものは、なかなか見つからないものばかりなので、
作り置いていれば、味付けの幅が広がります。

お子さま向けコチュジャン

5グラムあたり糖質 0.7グラム
5グラムあたりたんぱく質 0.3グラム
5グラムあたり脂質 0.1グラム

材料（110グラム）

顆《か》粒《りゅう》天然甘味料…20グラム
水…50ミリリットル
みそ…40グラム
トウガラシ（粉末）…5グラム
Ⓐ
糖質オフケチャップ…15グラム
酒（焼酎もしくは糖質ゼロ日本酒）…大さじ1/2
しょうゆ…小さじ1
ニンニク（すりおろし）…5グラム

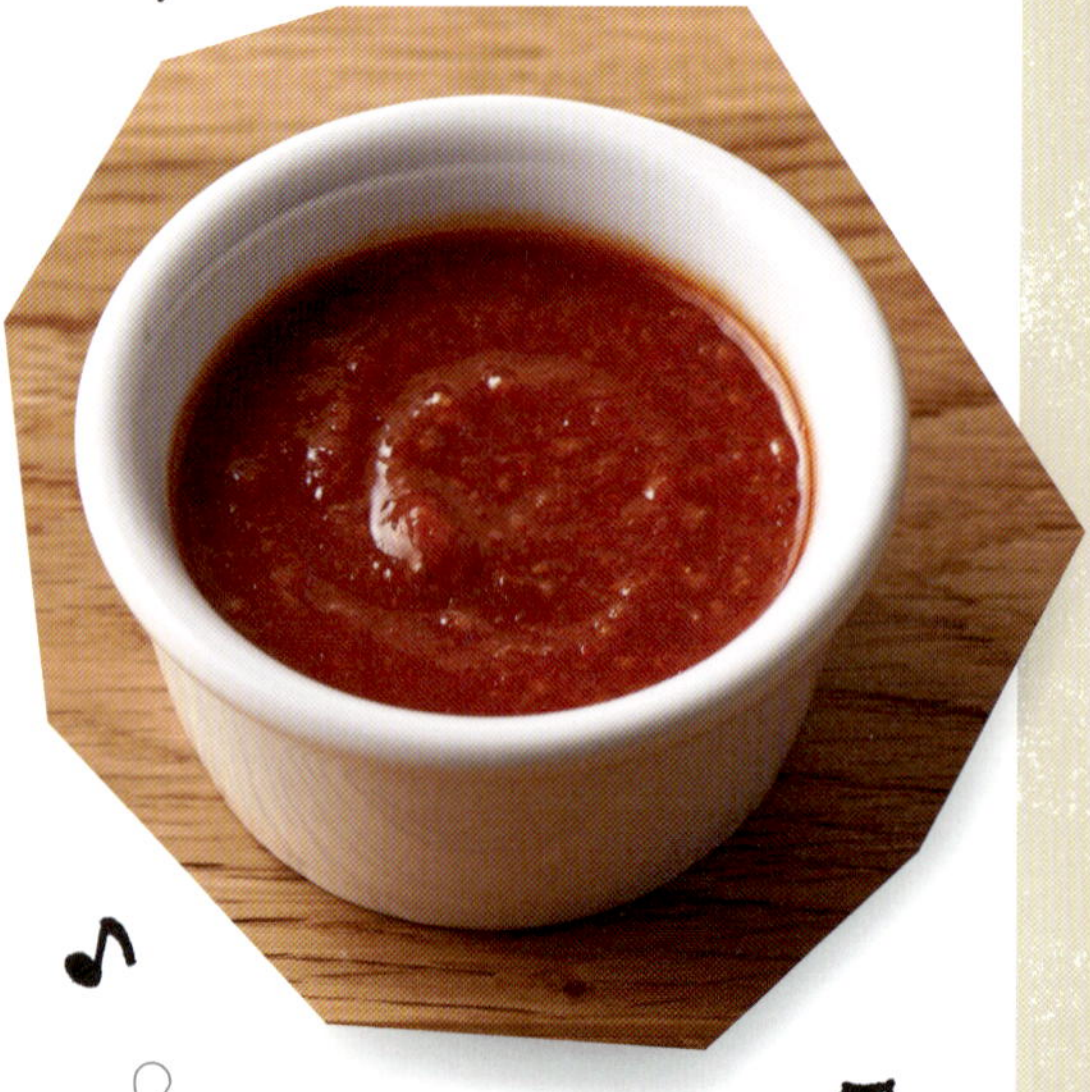

作り方

1 小さめの鍋に顆粒天然甘味料と水を入れ、弱めの中火で加熱する。
2 顆粒天然甘味料が溶《と》けたら弱火にし、みそを加えてまぜながら溶かす。フツフツと沸騰させないこと。
3 みそが溶けたらトウガラシを加え、弱火のまままぜ合わせる。
4 全体がなじんできたらⒶを加え、とろみが出るまで煮つめる。

MEMO

子供でも食べられるようにケチャップを使用したコチュジャンです。トウガラシの量はお好みで調整してください。焼肉にそのままつけるほか、焼肉のタレや冷やし中華のタレなどに入れると大人の味になります。

1人分 糖質 3.3 グラム
1人分 たんぱく質 2.2 グラム
1人分 脂質 2.2 グラム

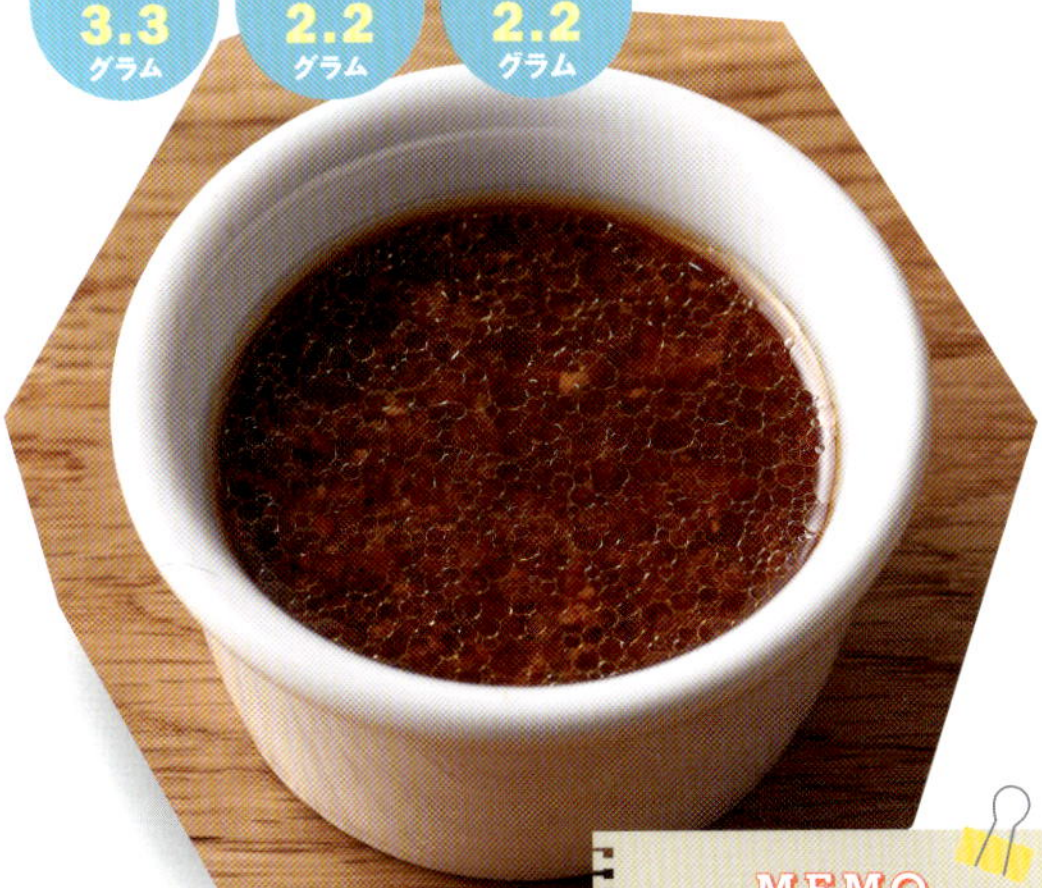

万能焼肉だれ

材料（2人分）

Ⓐ
- しょうゆ…大さじ3
- 酒（焼酎もしくは糖質ゼロ日本酒）…大さじ1
- みそ…小さじ1
- 顆《か》粒《りゅう》天然甘味料…10グラム
- ショウガ（すりおろし）…3グラム
- ニンニク（すりおろし）…3グラム

ゴマ油…小さじ1

作り方

1 Ⓐを耐熱ボウルに入れてまぜ、500ワットの電子レンジで30〜40秒加熱する。

2 電子レンジからボウルを取り出し、再度ていねいにまぜる。ゴマ油を加えてまぜ合わせる。

MEMO

コチュジャンを入れるとピリ辛味にもできます。

お子さまタルタルソース

1人分 糖質 1.1 グラム
1人分 たんぱく質 2.5 グラム
1人分 脂質 17.3 グラム

材料（4人分）

卵…2個

タマネギ…1/4個（50グラム）

Ⓐ
- マヨネーズ…80グラム
- 生《なま》クリーム…大さじ1/2
- 自然塩…少々
- コショウ…少々

作り方

1 卵は沸騰したお湯（分量外）で12分間ゆで、冷水（分量外）で冷やして殻《から》をむく。

2 タマネギはみじん切りにする。

3 2を大きめの耐熱ボウルに入れ、ふんわりとラップをかけて500ワットの電子レンジで1分から1分半加熱する。加熱後、ラップのまま粗熱《あらねつ》を取る。

4 1のゆで卵を3のボウルに入れて、フォークでつぶしながらまぜ合わせる。

5 Ⓐを加えて、さらにまぜ合わせる。

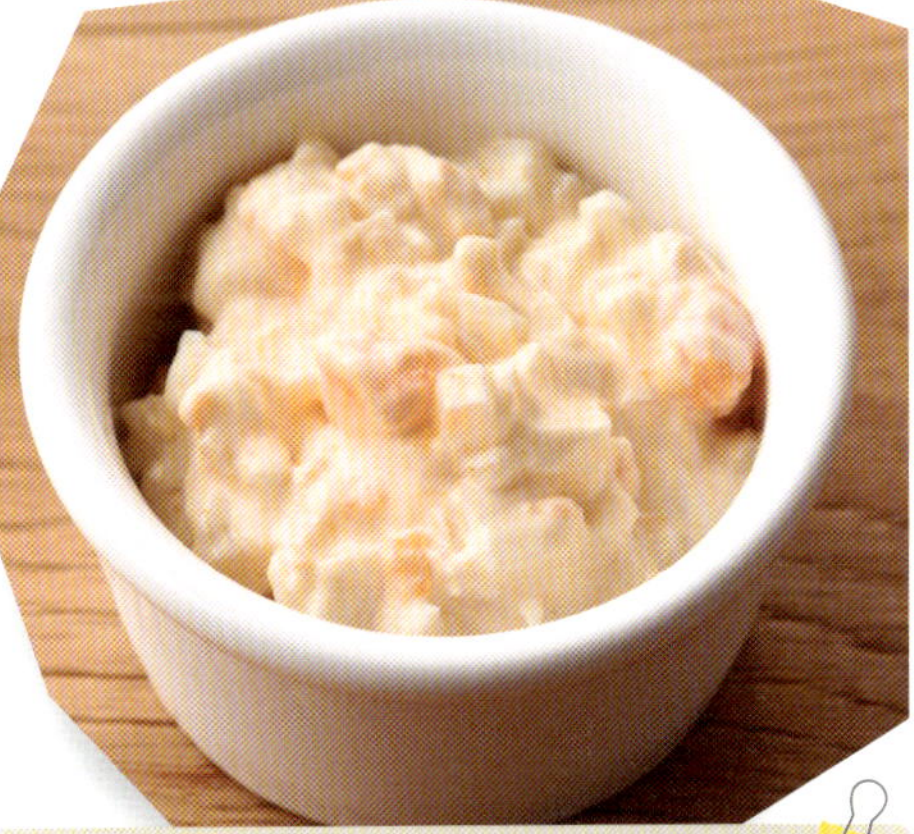

MEMO

タマネギは加熱することで辛みを抑えられるため、子供でも食べやすい味に仕上がります。タルタルソースといえばフライ系のおかずの定番ですが、糖質が多いので控えましょう。代わりに、ムニエルや具だくさんのサラダがおすすめ。栄養価もアップします。

いろんな卵の作り方

卵は、ボリュームをつけることができて、
トッピングでも使いやすい食材です。いろんな卵の作り方を覚えていれば、
ごちそう感を演出できます。

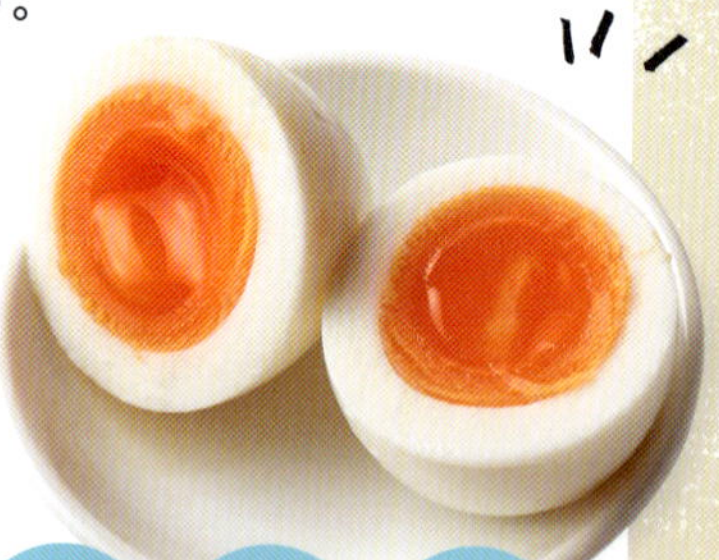

半熟卵

材料（作りやすい分量）

卵…2〜4個
酢…大さじ1

作り方

1 鍋に卵が隠れるくらいの水（分量外）を入れ、そこに酢を入れる。強めの中火にかけ、沸騰したら卵を静かに入れる。
2 火を少し弱め、沸騰した状態で5分ゆでたら火を止める。そのまま余熱で2〜3分置き、鍋から取り出して氷水でしっかり冷やす。

1個分 糖質 0.2 グラム
1個分 たんぱく質 7.4 グラム
1個分 脂質 6.2 グラム

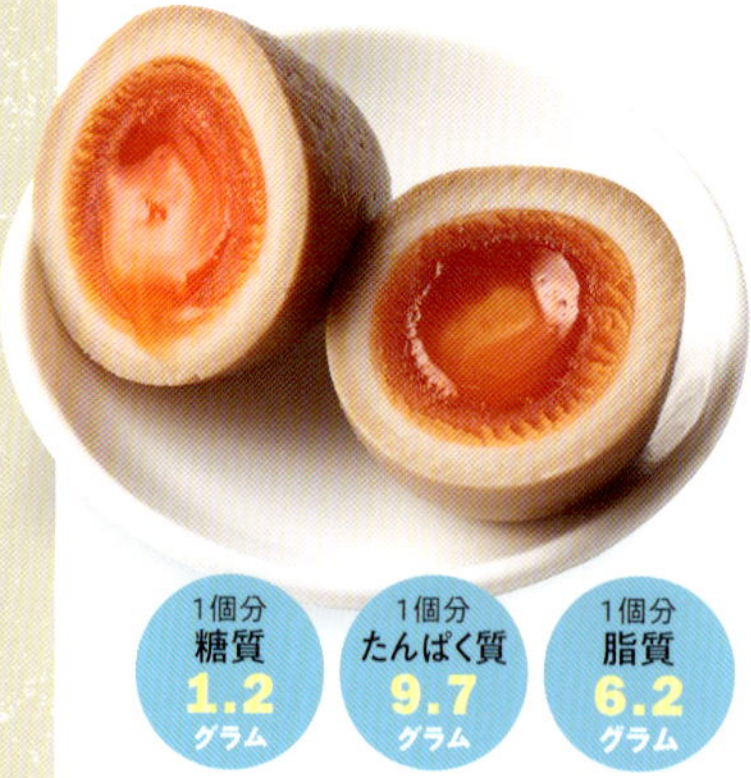

1個分 糖質 1.2 グラム
1個分 たんぱく質 9.7 グラム
1個分 脂質 6.2 グラム

味玉

材料（1個分）

半熟卵…1個
※半熟卵の作り方は上記参照
しょうゆ…10ミリリットル
酒（焼酎もしくは糖質ゼロ日本酒）…10ミリリットル
顆粒《かりゆう》天然甘味料…5グラム
カツオブシ…2グラム

作り方

1 耐熱ボウルにすべての材料を入れ、500ワットの電子レンジで30秒温めて、顆粒天然甘味料を溶《と》かす。
2 1の粗熱《あらねつ》を取ってから、ジッパー付き保存袋に卵といっしょに入れてなじませる。
3 袋の空気を抜き、封をして冷蔵庫で半日から一晩くらい漬ける。

温泉卵

材料（2個分）

水…1リットル
差し水…200ミリリットル
卵…2個
氷水…適量

作り方

1 鍋で1リットルのお湯を沸かし、沸騰したら火を止めて差し水を入れる。
2 卵を静かに入れ、ふたをして14分置いたら、すぐに氷水で冷やす。

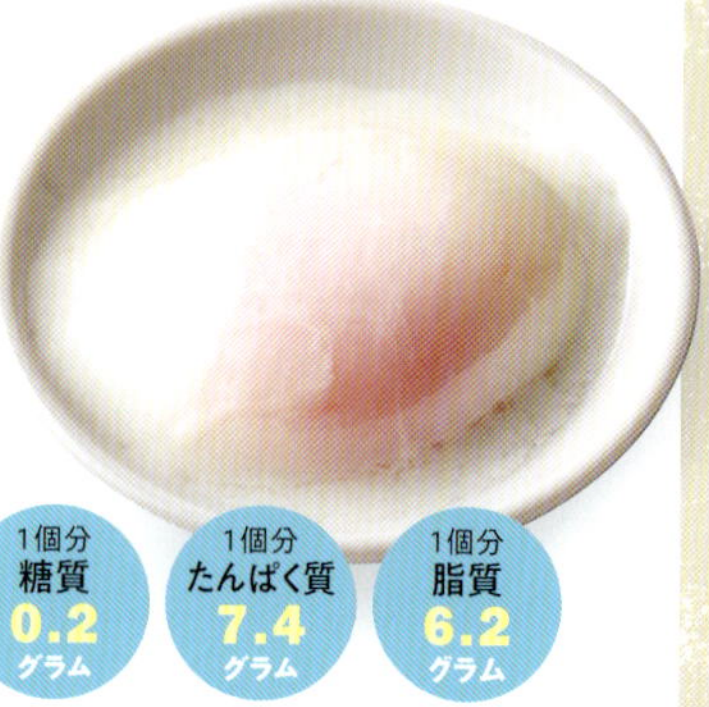

1個分 糖質 0.2 グラム
1個分 たんぱく質 7.4 グラム
1個分 脂質 6.2 グラム

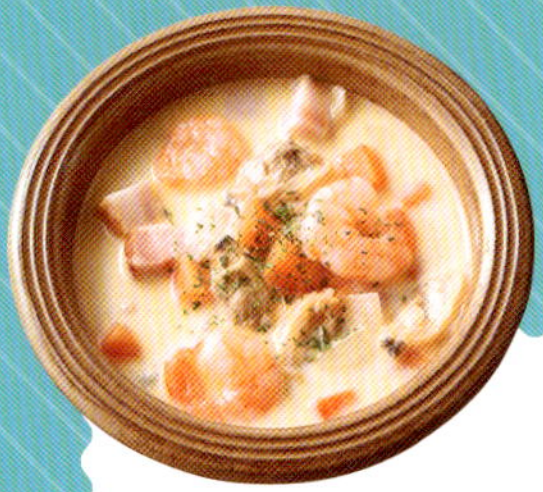

Part
3

食卓に彩りを加える
サラダ&スープ

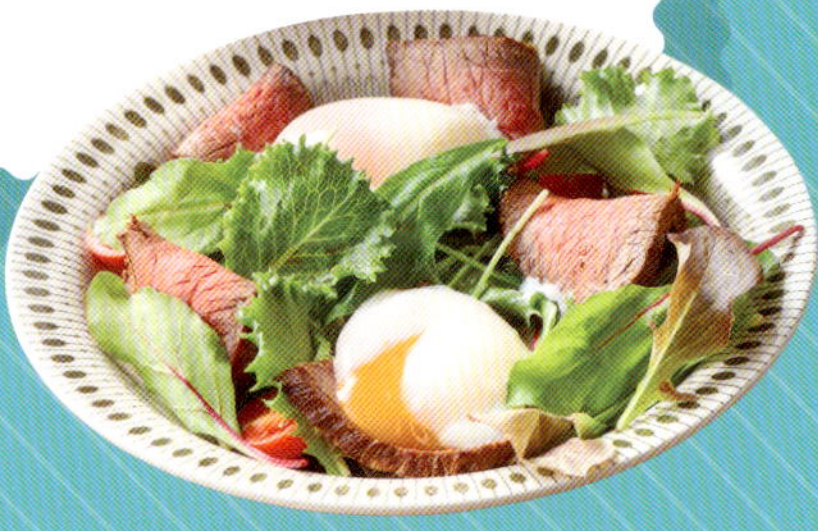

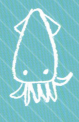

調理を始める前に

食卓にわんぱくな肉料理ばかり出していると、飽きてしまいがち。
彩りのよい、高たんぱくでボリューミーなサラダやスープの
レパートリーをふやして、食事を楽しんでみてはいかがでしょうか。

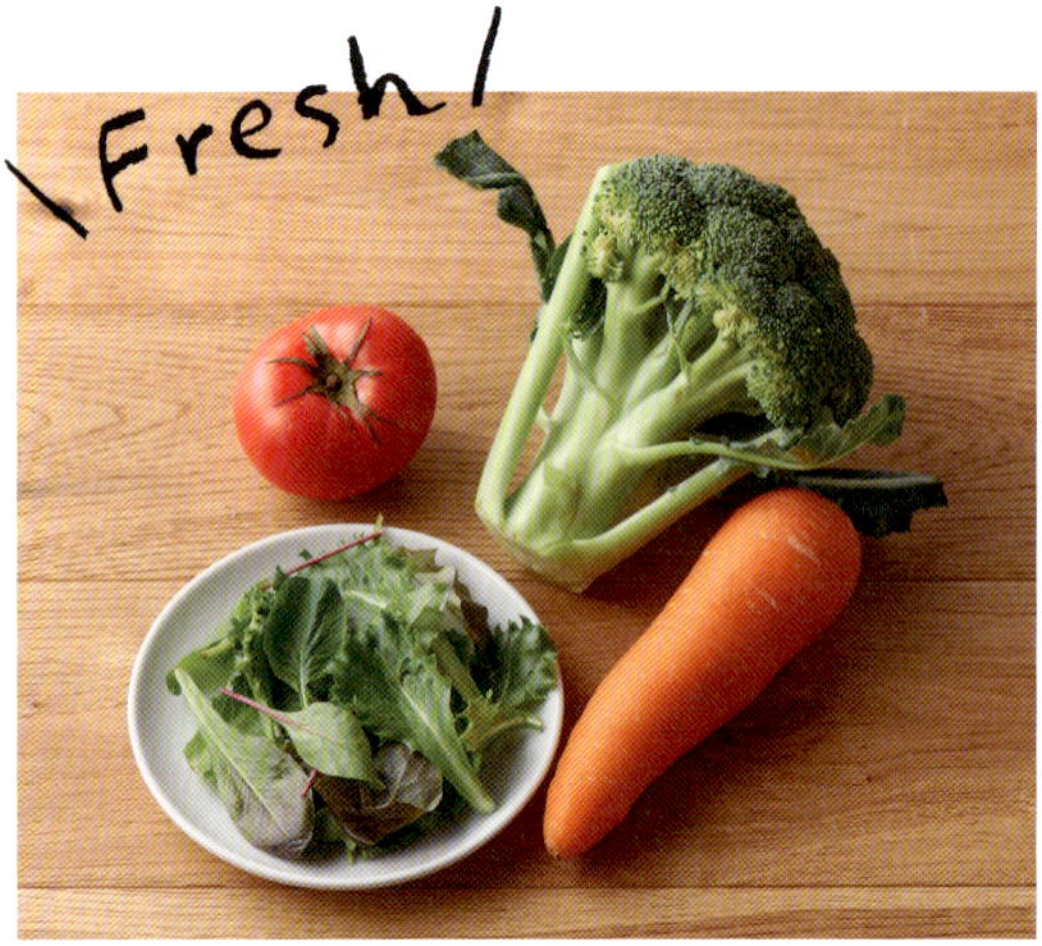

野菜は生鮮野菜を使用しましょう！

最近、スーパーなどでよく売られている「カット野菜」はとても便利です。しかし、栄養が損なわれていたり、添加物が入っていたりするため使用は避けましょう。

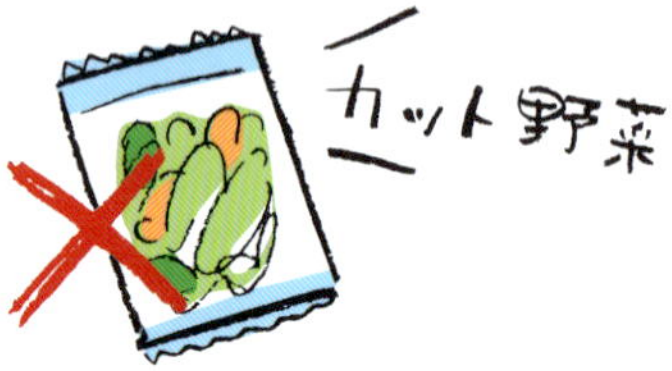

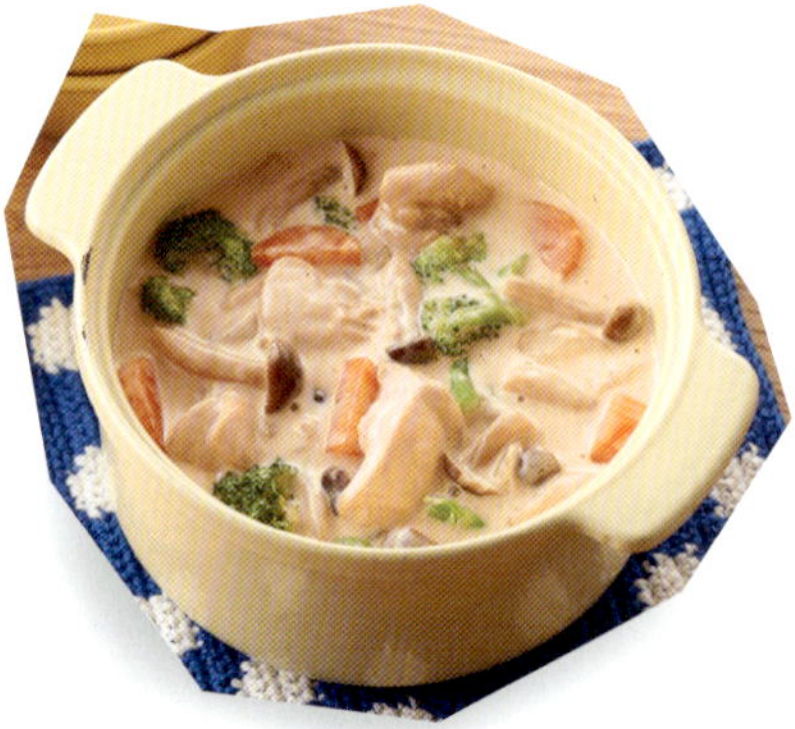

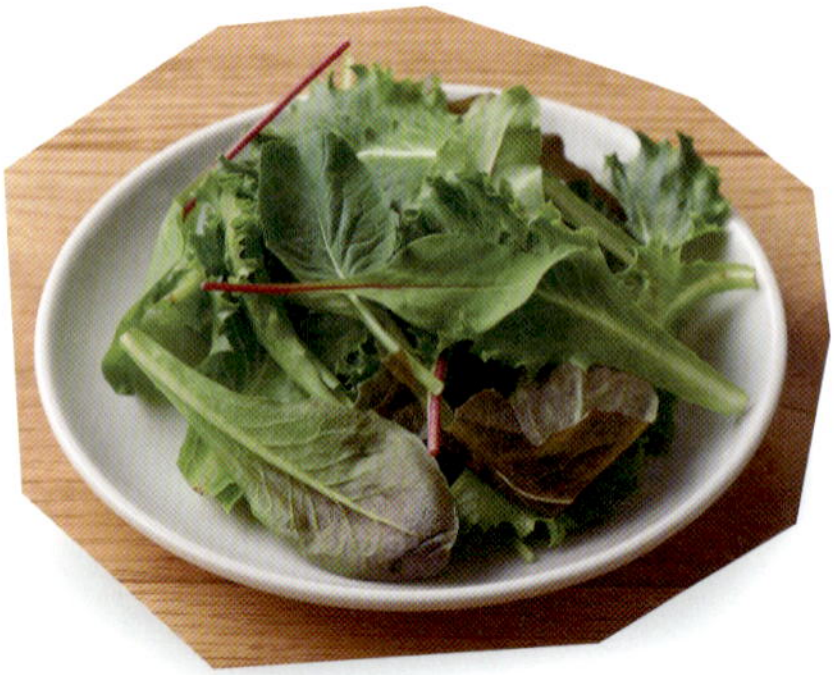

スープも具だくさんに

サブ的な扱いのスープも具だくさんにすれば、それだけでもじゅうぶんな食事になります。また、子供の食欲が落ちていても食べやすいので、料理のラインナップにぜひ加えてみてください。

サラダの葉物はベビーリーフがおすすめ！

サラダや料理の付け合わせで利用する葉物は、ベビーリーフがよいでしょう。ビタミンCが豊富なので、ぜひ生で食べましょう。ホウレンソウや水菜もおすすめです。

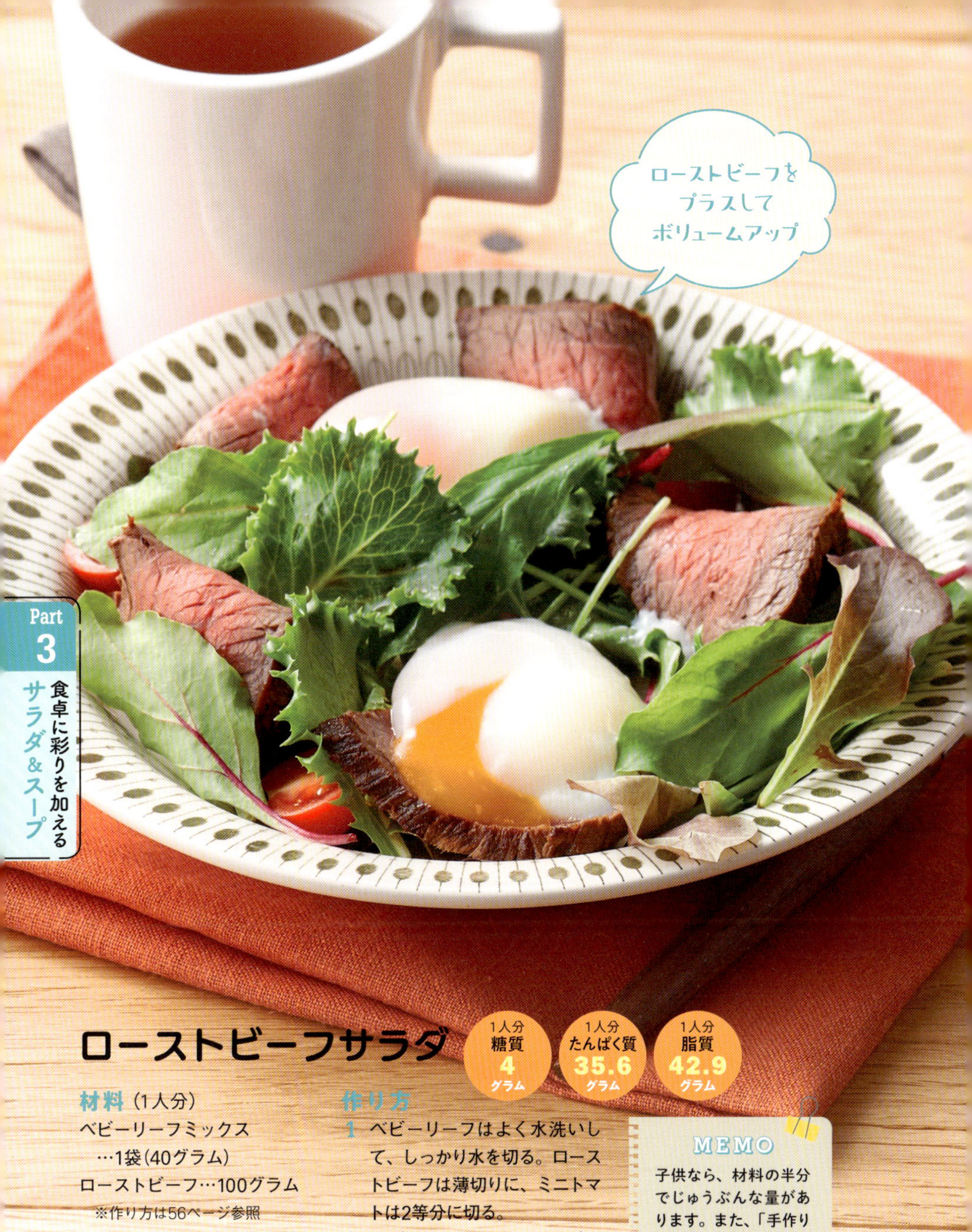
ローストビーフを
プラスして
ボリュームアップ

ローストビーフサラダ

1人分 糖質 4 グラム
1人分 たんぱく質 35.6 グラム
1人分 脂質 42.9 グラム

材料（1人分）

ベビーリーフミックス
…1袋（40グラム）

ローストビーフ…100グラム
※作り方は56ページ参照

ミニトマト…3個（30グラム）

温泉卵…2個
※作り方は76ページ参照

A
MCTオイル…大さじ1
ハーブソルト…少々

作り方

1 ベビーリーフはよく水洗いして、しっかり水を切る。ローストビーフは薄切りに、ミニトマトは2等分に切る。

2 ベビーリーフとローストビーフ、ミニトマトを皿に盛り、温泉卵をのせる。Aを全体にかける。

MEMO

子供なら、材料の半分でじゅうぶんな量があります。また、「手作りシーザードレッシング」（83ページを参照）との相性もよいです。

サラダチキンのお手軽彩りサラダ

材料（2人分）

冷凍枝豆（ゆで）サヤ付き
…50グラム（正味25グラム）
サラダチキン…1袋（110グラム）
モッツァレラチーズ
…1袋（100グラム）
ミニトマト…5個（50グラム）

Ⓐ
マヨネーズ…15グラム
自然塩…少々
コショウ…少々

作り方

1 冷凍枝豆は解凍して、サヤを取る。
2 サラダチキンとモッツァレラチーズは、手で食べやすい大きさにほぐす。
3 ミニトマトは半分に切る。
4 ボウルに1、2、3とⒶを入れて、まぜ合わせる。

1人分 糖質 5.4グラム
1人分 たんぱく質 21.5グラム
1人分 脂質 17.7グラム

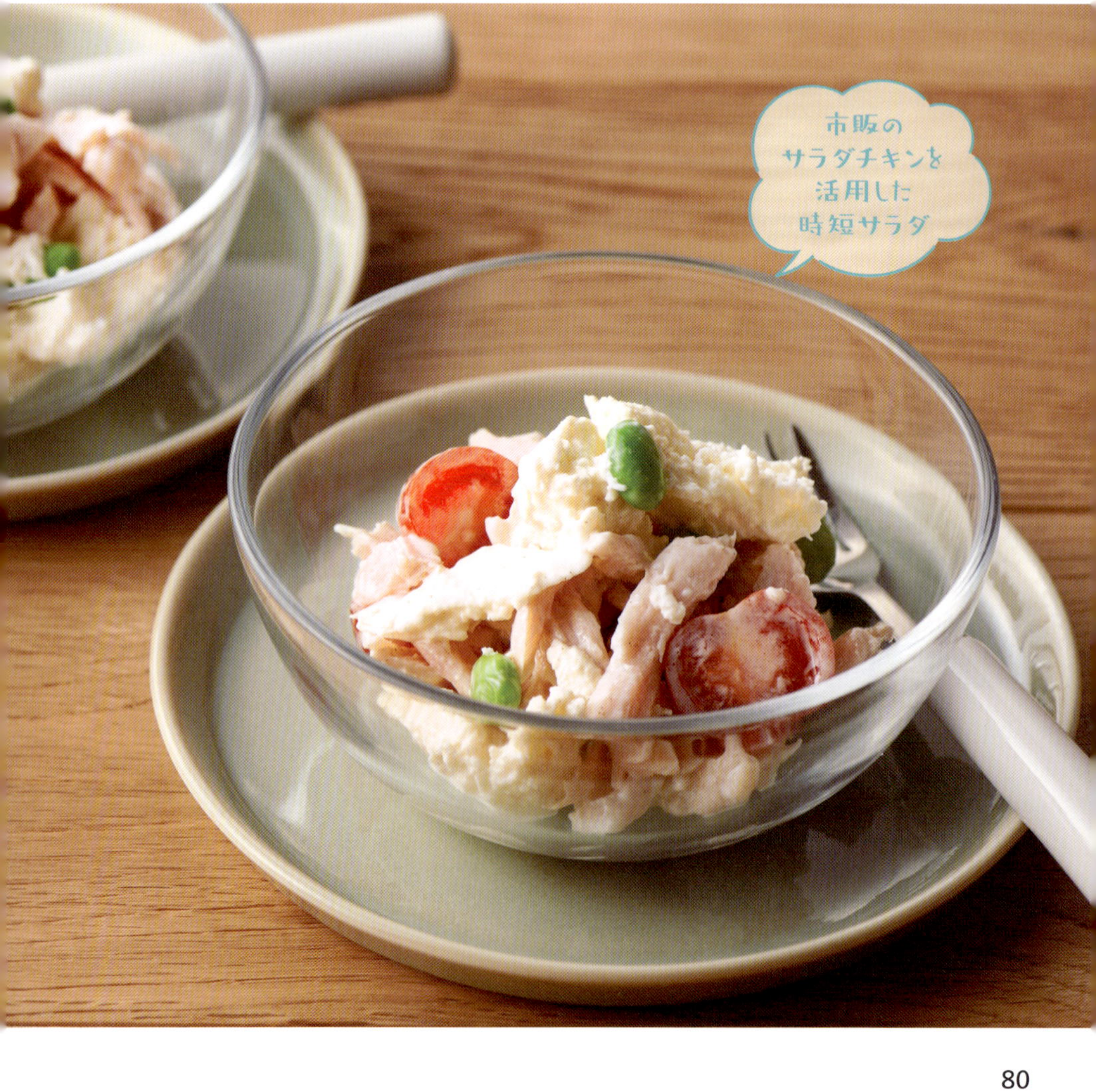

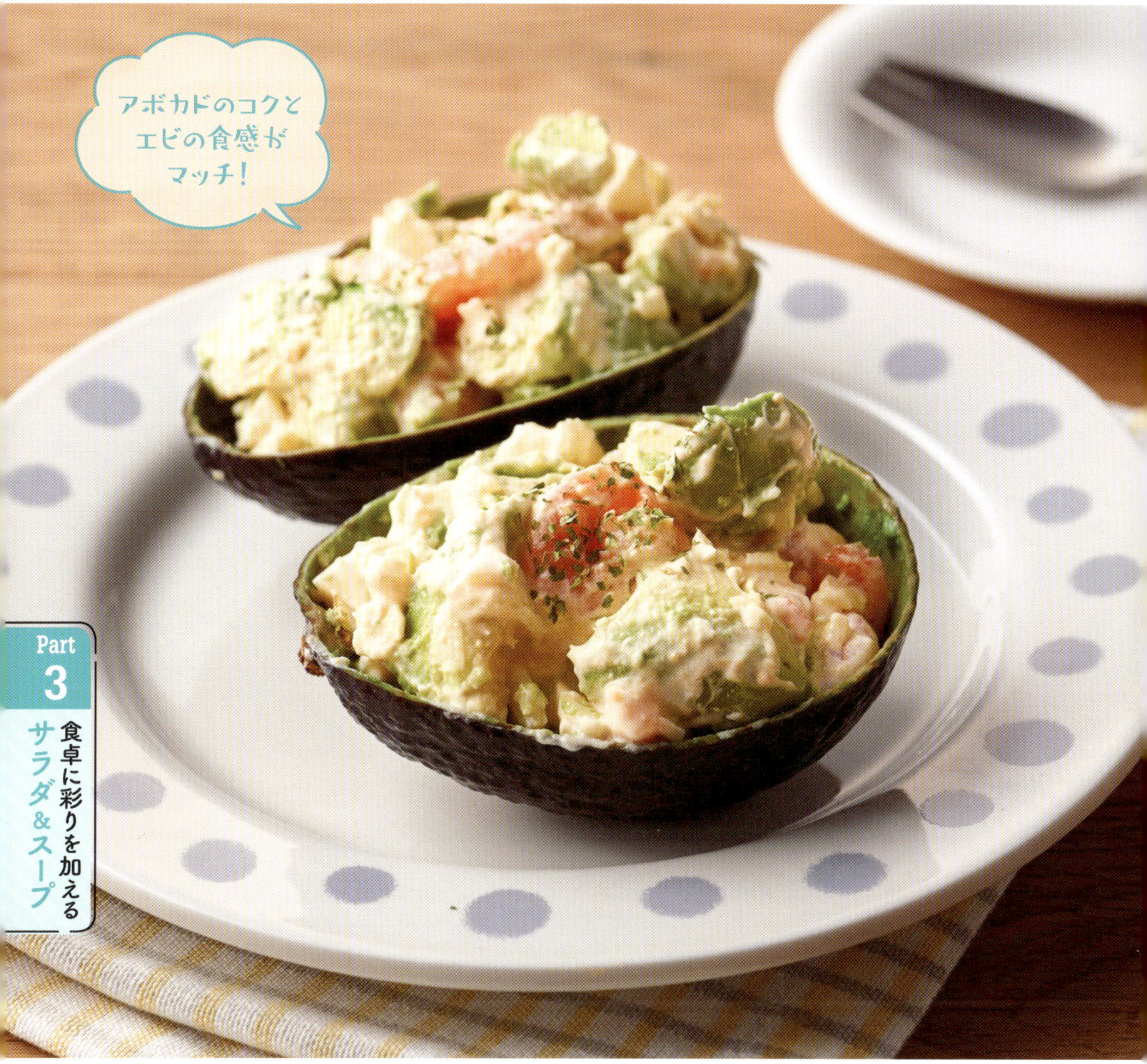

エビとアボカドのタルタルサラダ

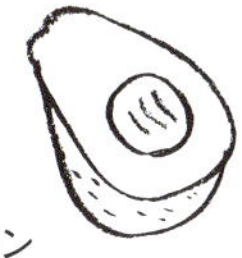

材料（4人分）

アボカド…1個（100グラム）
レモン汁…大さじ1/2（7.5グラム）
むきエビ…200グラム
自然塩…小さじ1
タルタルソース…125グラム
※作り方は75ページ参照
パセリ（トッピング）…適量

作り方

1 アボカドは食べやすい大きさに切り、レモン汁をかける。
2 むきエビは、沸騰したお湯（分量外）に塩を入れて、色が変わるまでゆでる。
3 器に1と2を入れ、タルタルソースで和《あ》えたら、トッピング用のパセリを散らす。

1人分 糖質 1.1グラム
1人分 たんぱく質 5.9グラム
1人分 脂質 15.6グラム

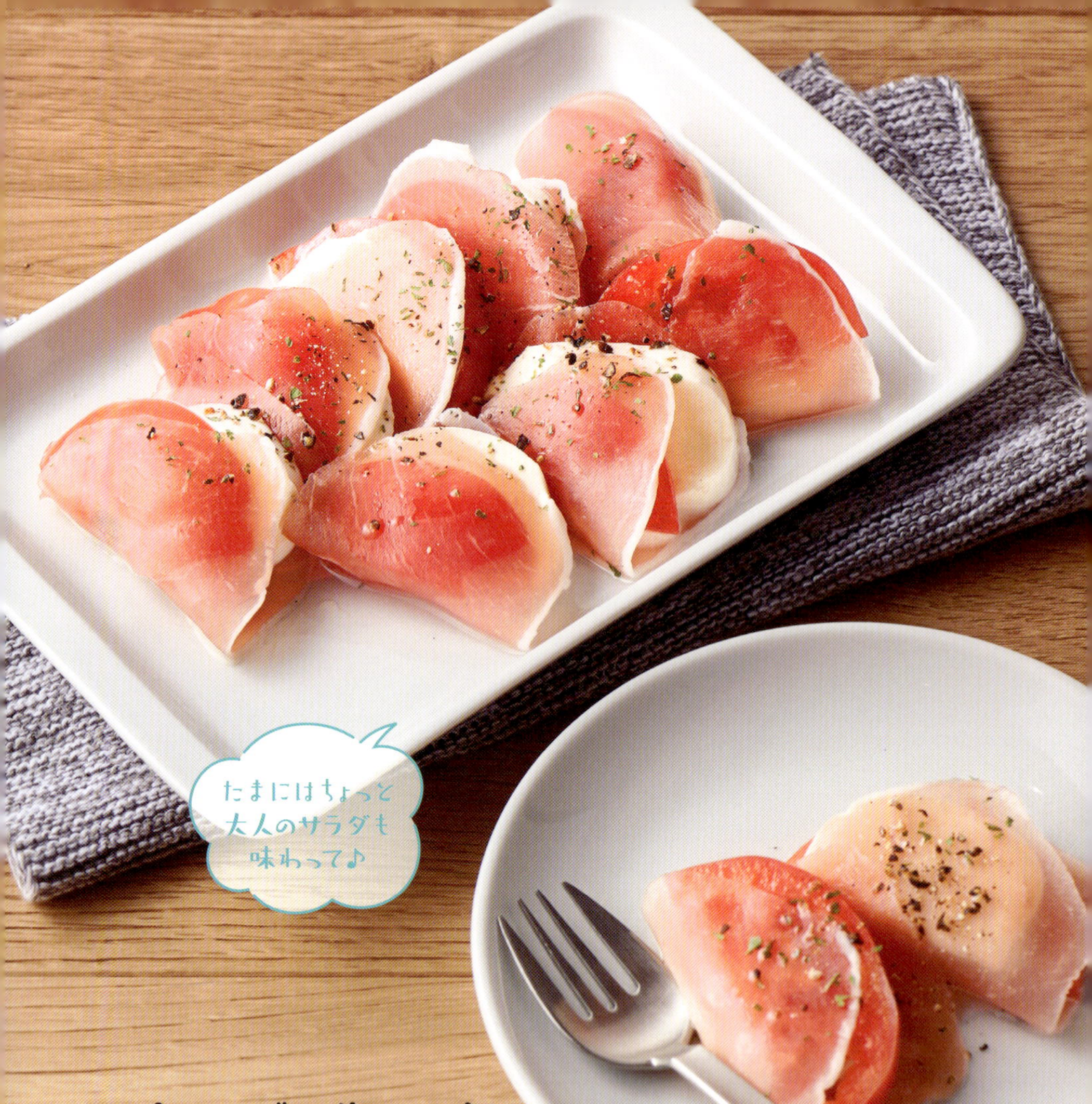

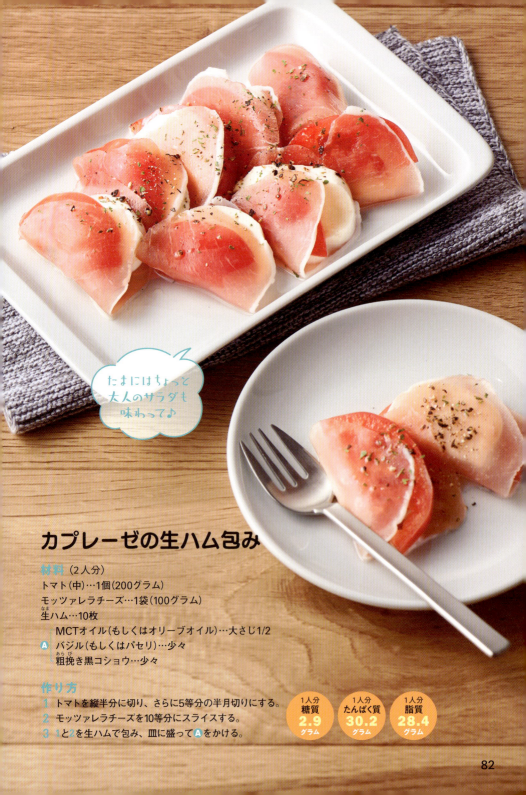

たまにはちょっと
大人のサラダも
味わって♪

カプレーゼの生ハム包み

材料（2人分）

トマト（中）…1個（200グラム）
モッツァレラチーズ…1袋（100グラム）
生《なま》ハム…10枚

Ⓐ
- MCTオイル（もしくはオリーブオイル）…大さじ1/2
- バジル（もしくはパセリ）…少々
- 粗挽《あらび》き黒コショウ…少々

作り方

1. トマトを縦半分に切り、さらに5等分の半月切りにする。
2. モッツァレラチーズを10等分にスライスする。
3. 1と2を生ハムで包み、皿に盛ってⒶをかける。

1人分 糖質	1人分 たんぱく質	1人分 脂質
2.9グラム	30.2グラム	28.4グラム

市販品を使わなくてもOK!

万能手作りドレッシング

市販のドレッシングは、酸化しやすい油がたっぷりです。
手作りにすると自分の好みに調整がきくので、ぜひ試してみてください。
意外と簡単にできるのでおすすめです。

手作り シーザードレッシング

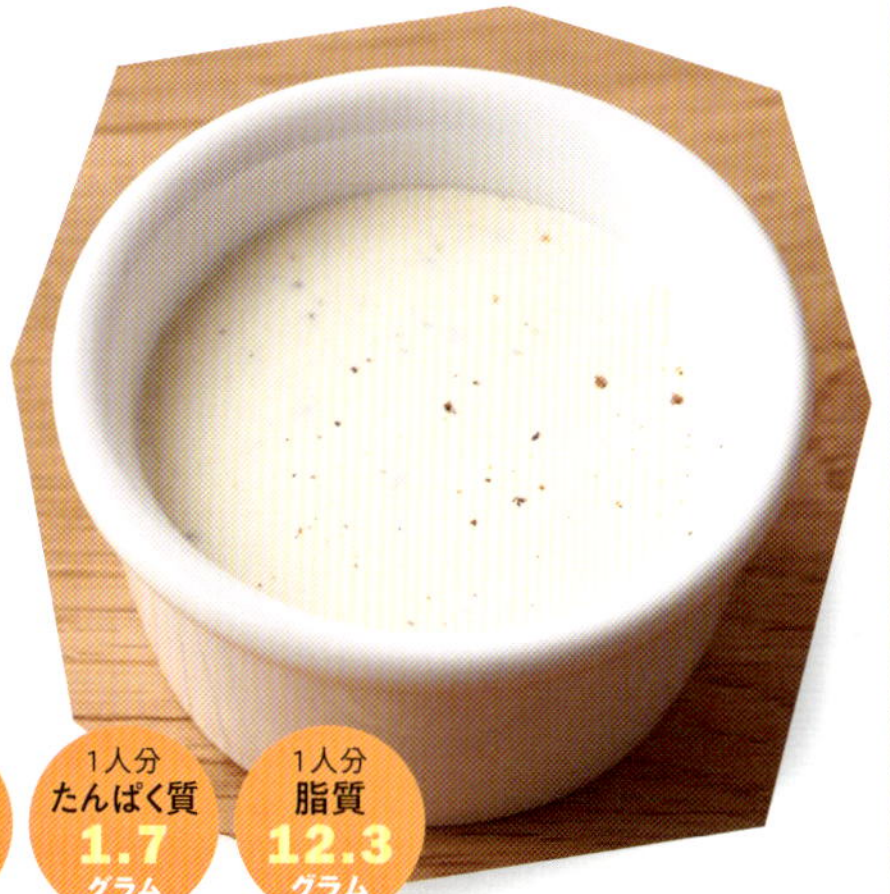

材料（2人分）

マヨネーズ…大さじ1
生《なま》クリーム（動物性）…大さじ2
粉チーズ…大さじ1
レモン汁…小さじ1
ガーリックパウダー…少々
粗挽《あらび》き黒コショウ…適量

作り方

1 すべての材料をまぜ合わせる。

1人分 糖質 1 グラム
1人分 たんぱく質 1.7 グラム
1人分 脂質 12.3 グラム

芳醇ゴマドレッシング

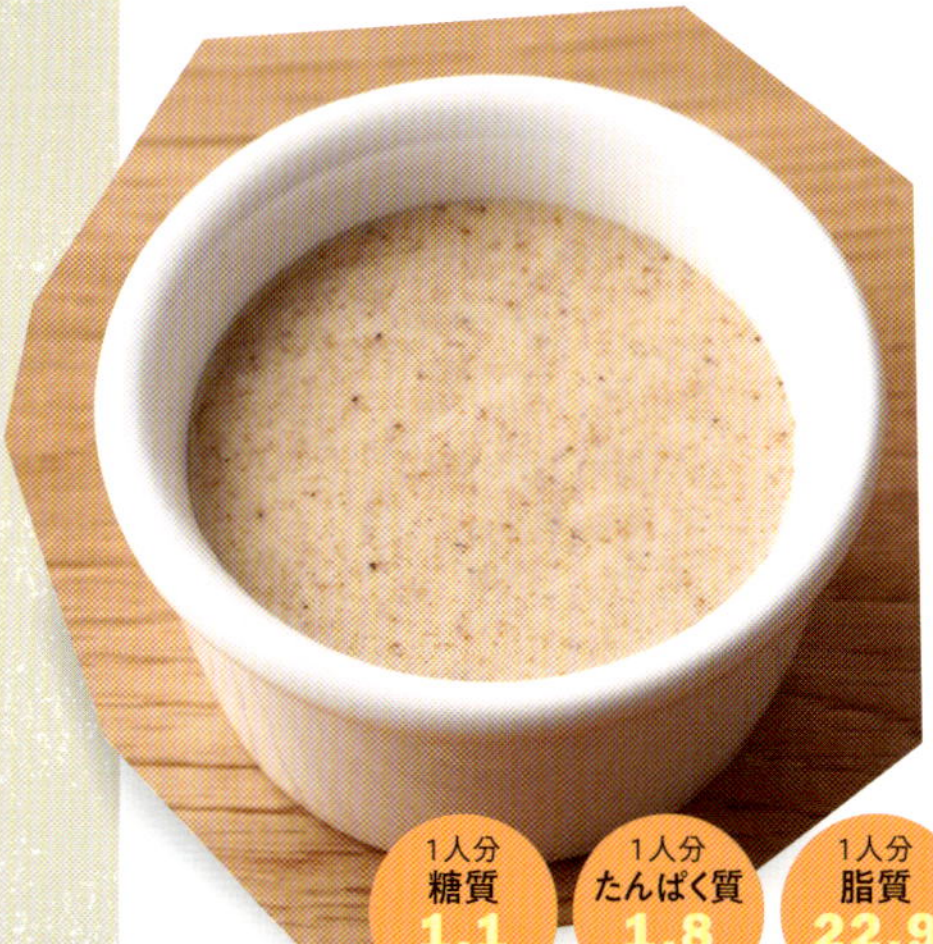

材料（2人分）

Ⓐ
- マヨネーズ…30グラム
- 生《なま》クリーム（動物性）…小さじ1
- しょうゆ…小さじ1
- 酢…小さじ1/2
- 顆粒《かりゅう》天然甘味料…10グラム

すりゴマ…12グラム
MCTオイル（もしくはオリーブオイル）…15グラム

作り方

1 ボウルにⒶを入れてよくまぜ合わせる。
2 しばらくして顆粒天然甘味料が溶《と》けたら、すりゴマとMCTオイルを順に加えて、そのつどなめらかになるまでまぜ合わせる。

1人分 糖質 1.1 グラム
1人分 たんぱく質 1.8 グラム
1人分 脂質 22.9 グラム

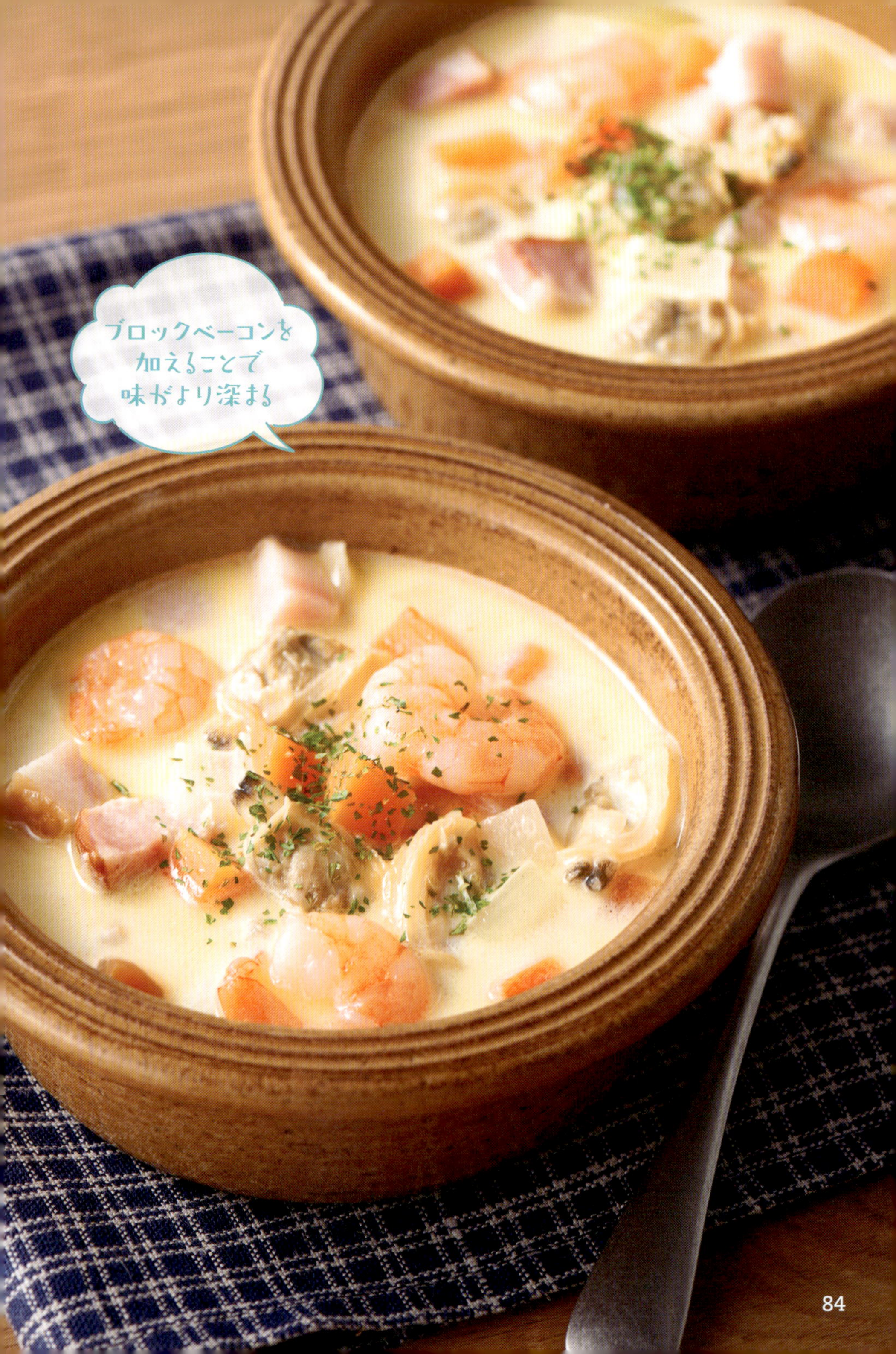
ブロックベーコンを
加えることで
味がより深まる

1人分
糖質
8.1
グラム

1人分
たんぱく質
16.5
グラム

1人分
脂質
50.4
グラム

シーフードクラムチャウダー

材料（3人分）

冷凍シーフードミックス（エビ・イカ・アサリ）…1袋（160グラム）
ブロックベーコン…150グラム
タマネギ…1/2個（100グラム）
ニンジン…1/2本（100グラム）
無塩バター…20グラム
Ⓐ 水…300ミリリットル
　化学調味料無添加コンソメ…1本（4.5グラム）
Ⓑ 生《なま》クリーム…150グラム
　粉チーズ…20グラム
　自然塩…少々
　コショウ…少々
ドライパセリ（トッピング）…少々

MEMO

「ルーから手作り濃厚クリームシチュー」（58ページを参照）からのアレンジレシピで、使用する調味料がほとんど同じです。

作り方

1 シーフードミックスは流水で解凍し、水分を切っておく。
2 ブロックベーコン、タマネギ、ニンジンは1センチ角の角切りにする。
3 中火で熱した鍋に無塩バターを入れ、2のブロックベーコンを炒める。
4 2のタマネギとニンジンを加え、タマネギが透き通るまで炒める。
5 Ⓐを加えて沸騰したら、1のシーフードミックスを加え、再度沸騰したら弱火に変える。
6 あくを取りながら5分煮込み、ニンジンに火が通ったら、Ⓑを加えてひと煮立ちさせる。
7 皿に盛り、パセリをトッピングする。

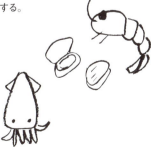

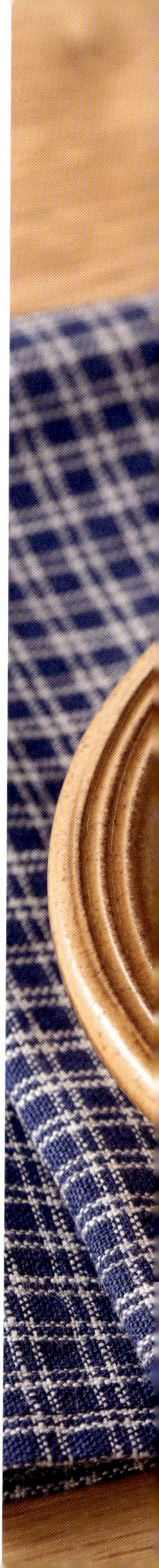

鶏つみれスープ

1人分 糖質 2グラム

1人分 たんぱく質 15.3グラム

1人分 脂質 10.6グラム

材料（4人分）

Ⓐ
- 鶏ひき肉…300グラム
- 卵…1個
- 酒（焼酎もしくは糖質ゼロ日本酒）…大さじ1/2
- しょうゆ…小さじ1
- 青ネギ（みじん切り）…15グラム
- ショウガ（すりおろし）…5グラム
- カタクリ粉…小さじ1（3グラム）
- 自然塩…少々
- コショウ…少々

Ⓑ
- 水…600ミリリットル
- 酒（焼酎もしくは糖質ゼロ日本酒）…大さじ1
- しょうゆ…小さじ1
- ショウガ（すりおろし）…3グラム
- 化学調味料無添加ガラスープ顆粒《かりゅう》…大さじ1
- 自然塩…少々
- コショウ…少々

MEMO

モヤシやキャベツ、溶《と》き卵などを加えてもおいしいです。つみれは、鍋料理やみそ汁にも活用できます。

作り方

1 Ⓐをボウルに入れてよくまぜ合わせる。

2 鍋にⒷを入れて沸騰させたら、スプーンを使って小さな団子状にしたⒶを、ひとつずつ鍋に入れて火を通す。

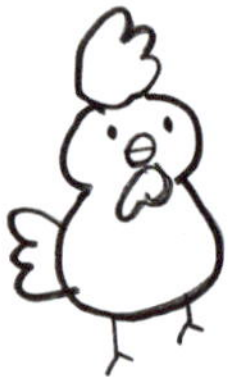

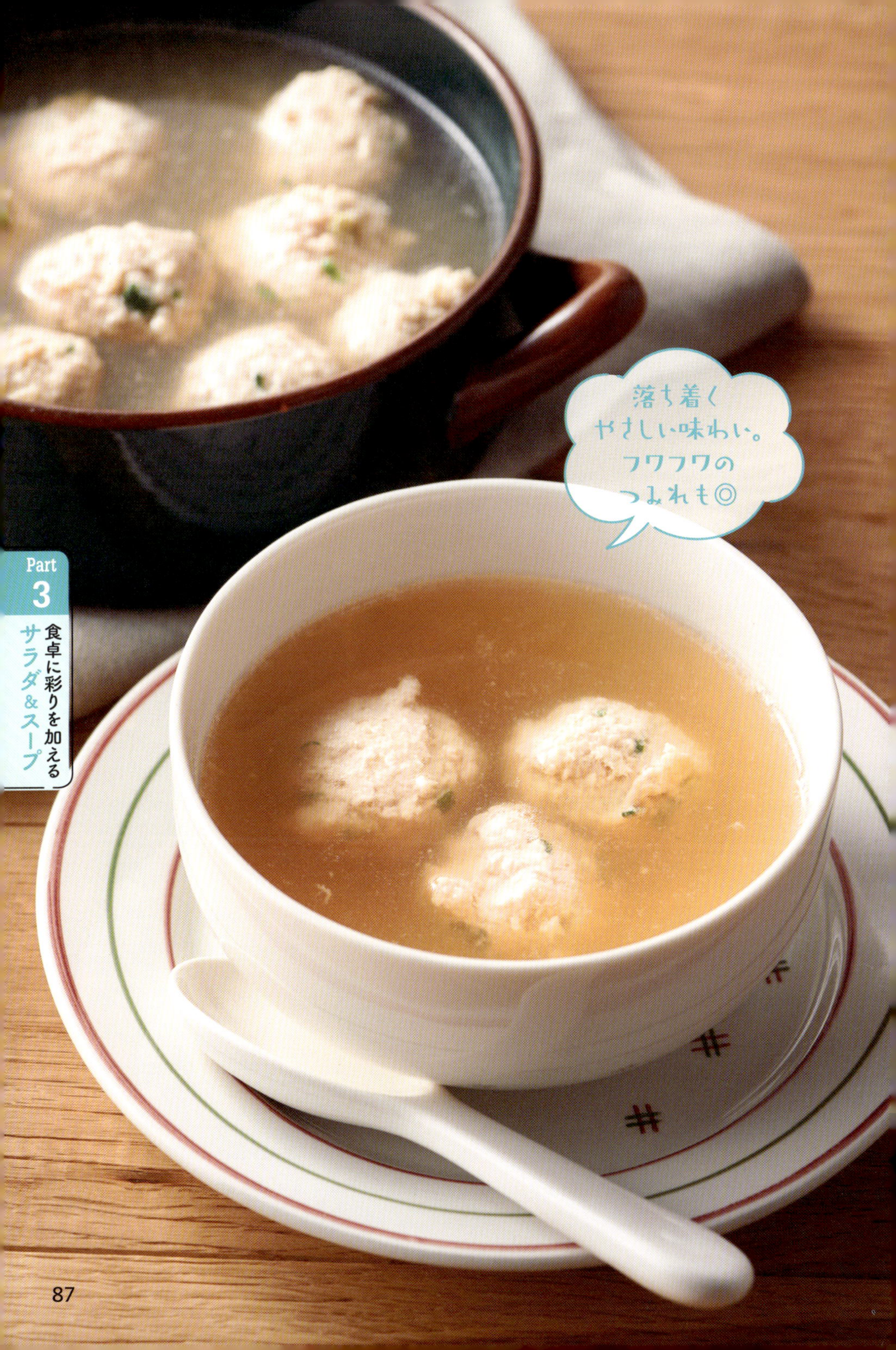
落ち着く
やさしい味わい。
フワフワの
つみれも◎

ブロッコリーのポタージュスープ

1人分 糖質 5.8 グラム
1人分 たんぱく質 4.5 グラム
1人分 脂質 49.4 グラム

材料（2人分）

ブロッコリー…100グラム
タマネギ…1/4個（50グラム）
無塩バター…10グラム
水…100ミリリットル
化学調味料無添加コンソメ
…1/2本（2.25グラム）
生《なま》クリーム…1パック（200グラム）
自然塩…少々
コショウ…少々
生クリーム（トッピング）…適量
ドライパセリ（トッピング）…適量

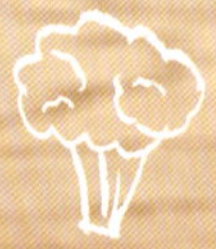

作り方

1. 適当な大きさにカットしたブロッコリーと薄切りにしたタマネギ、無塩バターを耐熱ボウルに入れ、ふんわりとラップをかけてから500ワットの電子レンジで2分加熱する。加熱の目安はバターが小さくなるまで。
2. ボウルをレンジから取り出し、バターをからめるようにまぜる。もう一度レンジで30～40秒加熱し、放置して予熱を入れる。
3. 粗熱《あらねつ》が取れたら、2と水をミキサーに入れ、攪拌《かくはん》してペースト状にする。
4. 鍋に3とコンソメを入れ、弱めの中火で温める。沸騰させないようにする。
5. 沸騰直前で生クリームを加えてまぜ合わせ、塩とコショウで調味し、スープを温める。ここでも沸騰させないこと。
6. 器に入れて、お好みで生クリームとパセリを加えて完成。

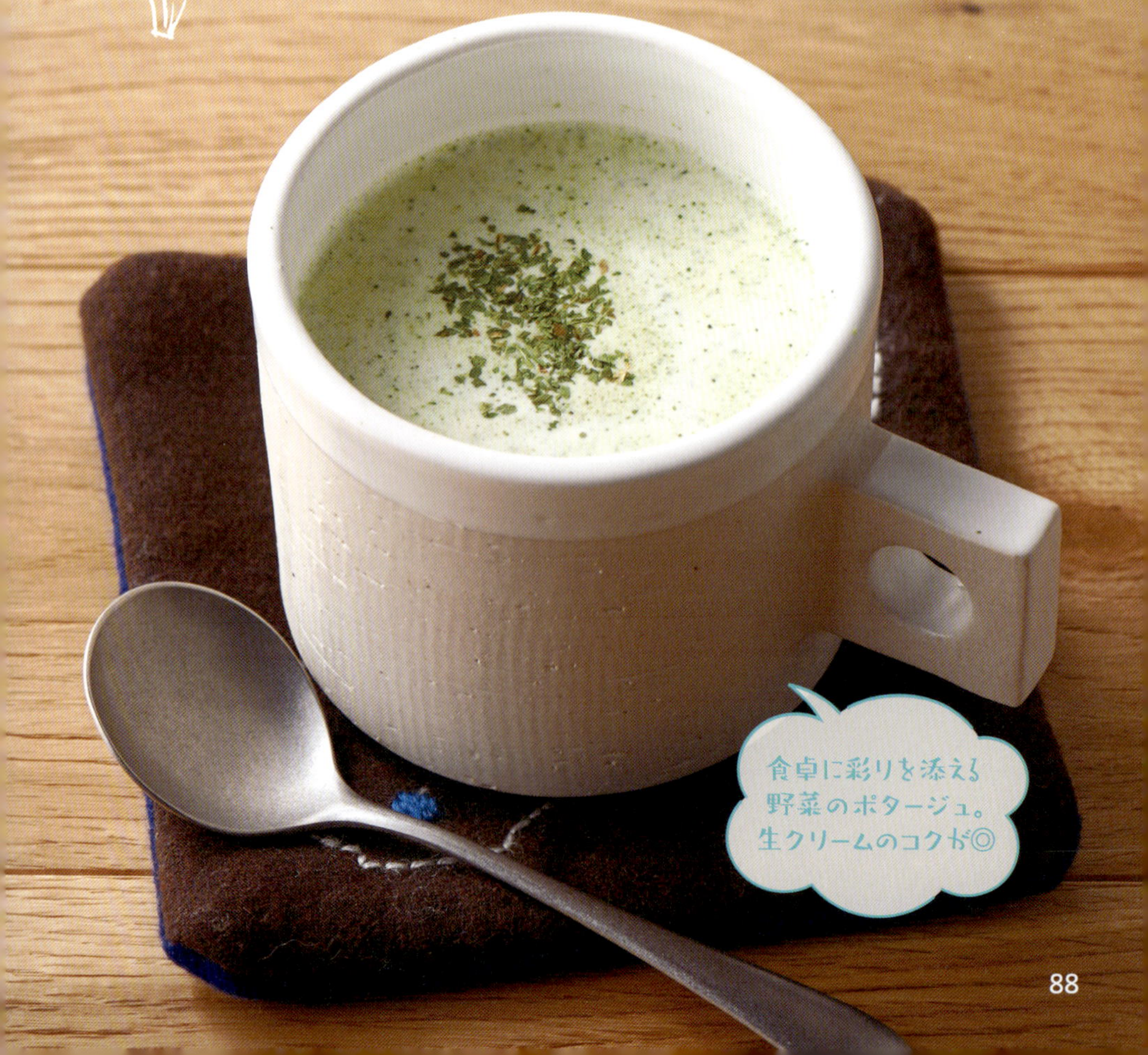
食卓に彩りを添える
野菜のポタージュ。
生クリームのコクが◎

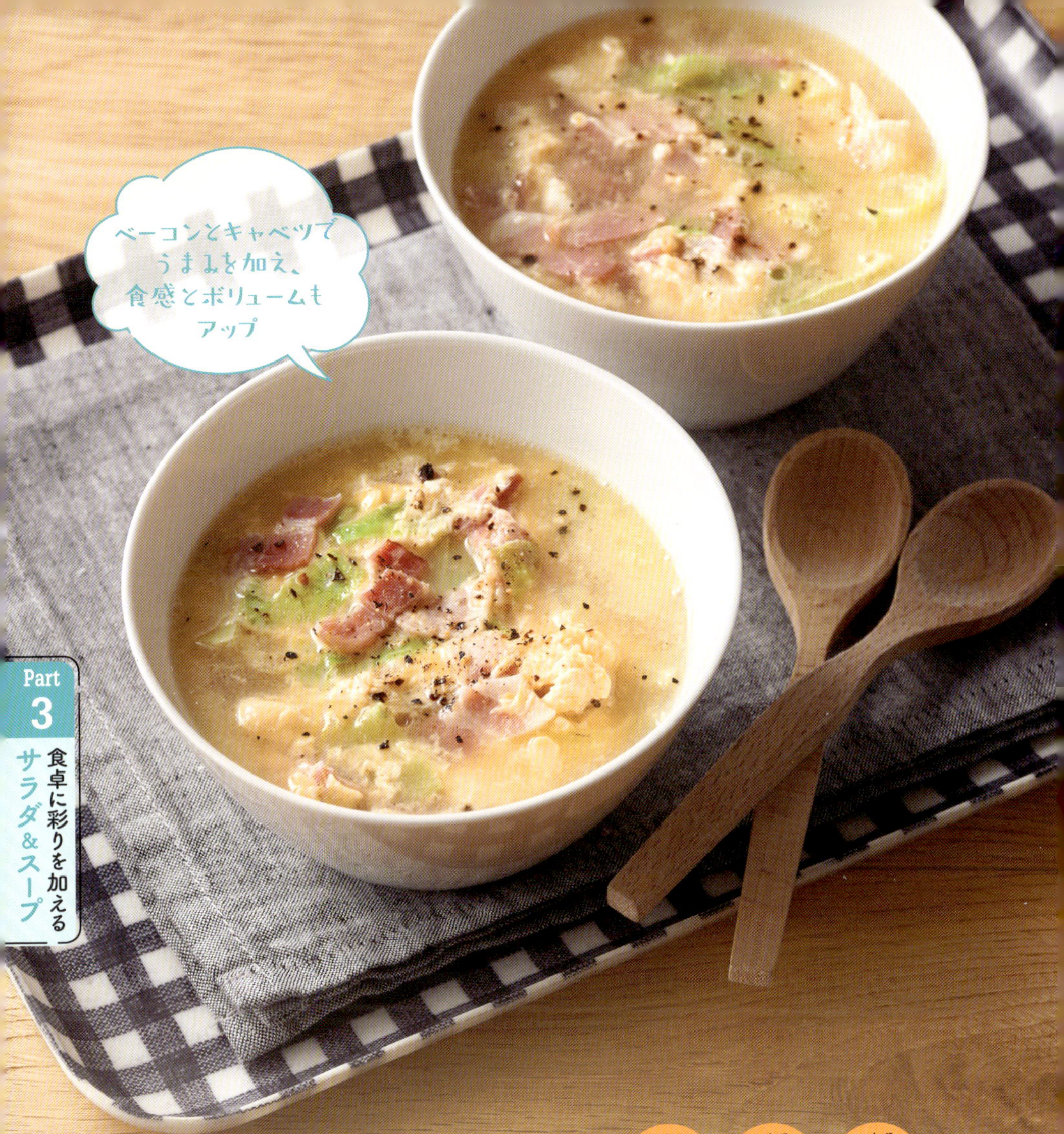
ベーコンとキャベツで
うまみを加え、
食感とボリュームも
アップ

バター入りコンソメスープ

1人分 糖質 2.9グラム
1人分 たんぱく質 13グラム
1人分 脂質 22.3グラム

材料（2人分）

ハーフベーコン…2パック
キャベツ…40グラム
バター…20グラム
水…400ミリリットル
化学調味料無添加コンソメ
…1本（4.5グラム）
卵…2個
自然塩…少々
粗挽《あらび》き黒コショウ…少々

作り方

1 ベーコンは1センチ幅に、キャベツは食べやすいように切る。
2 バターを入れた鍋に、1のベーコンを入れてしっかり炒める。
3 火を止めて、1のキャベツを入れてサッと余熱で炒める。
4 水、コンソメを加えてまぜ、弱火で火を通したら、溶《と》いた卵を入れる。
5 仕上げに塩と粗挽き黒コショウをかける。

卵とワカメの時短スープ

1人分 糖質 **1.4** グラム
1人分 たんぱく質 **4.2** グラム
1人分 脂質 **3.1** グラム

材料（2人分）

水…400ミリリットル
化学調味料無添加コンソメ
…1本（4.5グラム）
しょうゆ…小さじ1
卵…1個
乾燥ワカメ…3グラム
ラード…少々
ゴマ油…少々
自然塩…少々
コショウ…少々

作り方

1 鍋に水、コンソメ、しょうゆを入れて、火にかける。煮立ったら、溶《と》いた卵を入れる。
2 乾燥ワカメを加え、ラード、ゴマ油、塩、コショウを加える。

MEMO
お好みでゴマやネギ、トウガラシ、ショウガなどを加えるのもおすすめです。

ちゃちゃっと
作れる
お手軽スープ

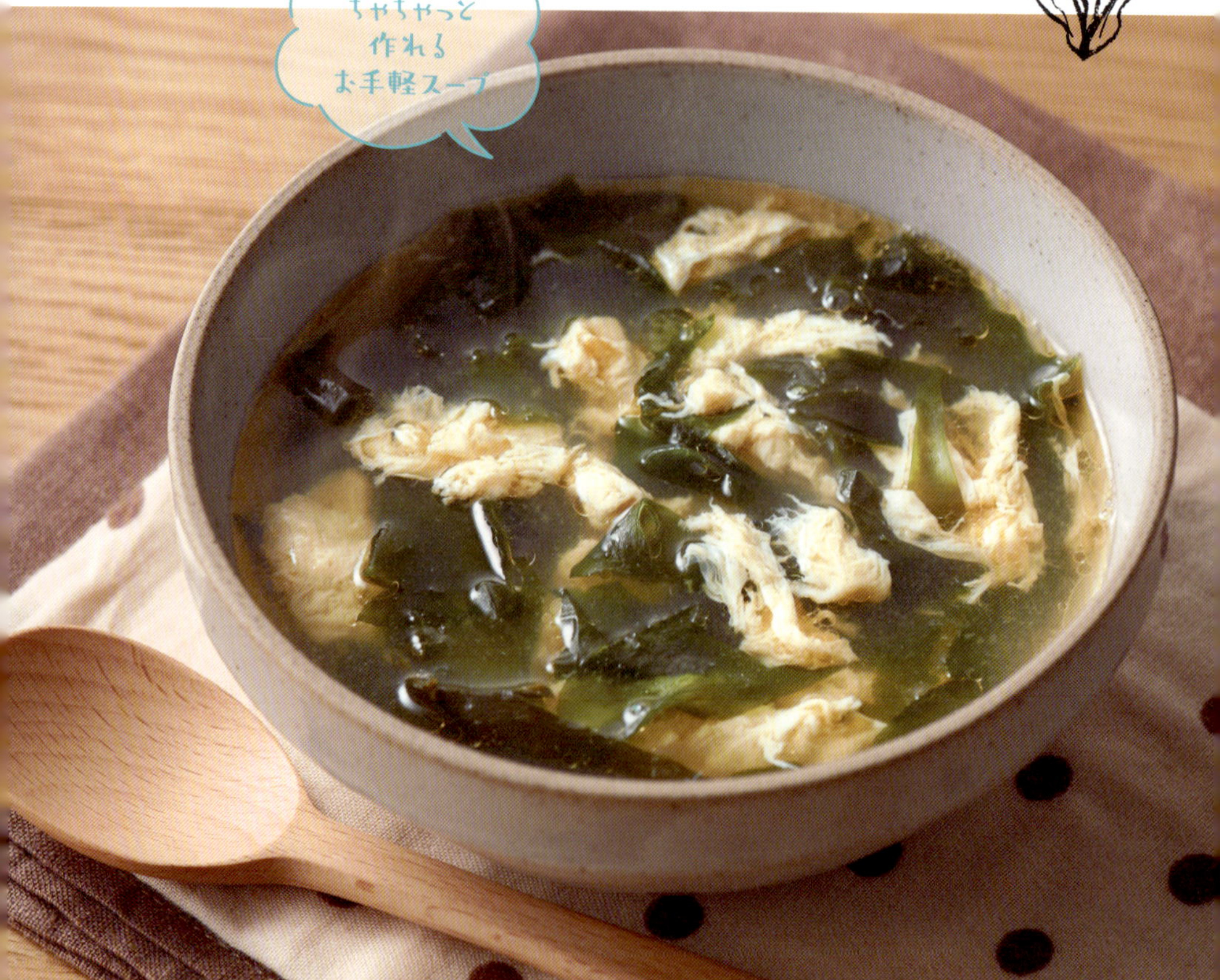

Part 4

昼食にも便利！

主食

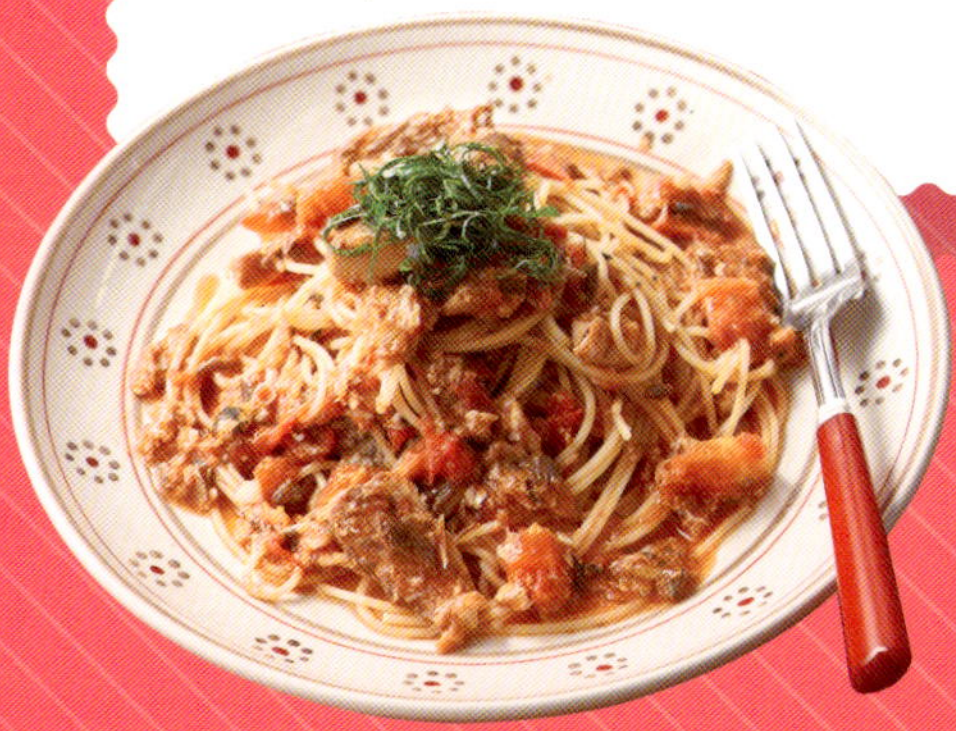

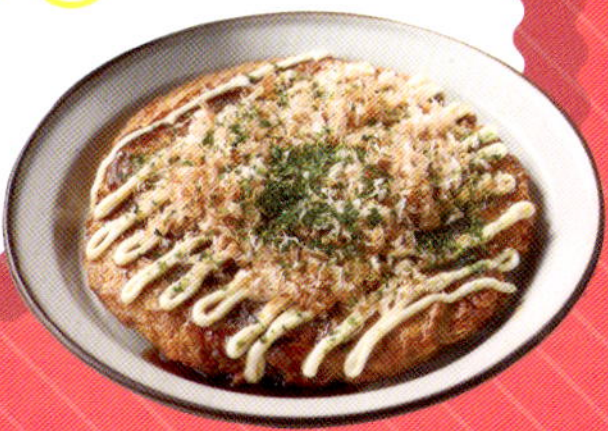

調理を始める前に

麺類は子供が大好きなメニューの１つですが、糖質が気になるかたも多いと思います。最近は、糖質を抑えた麺が市販されているので、安心してメニューに加えられます。具だくさんにして、いっぱい食べてもらいましょう。

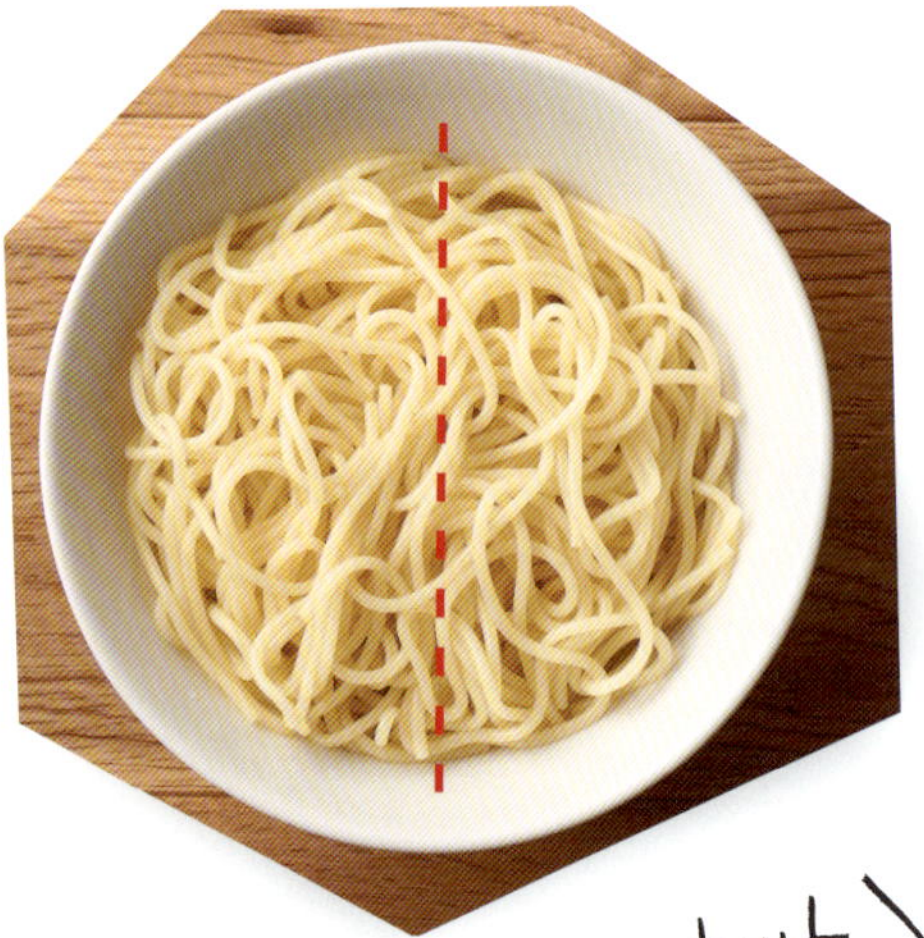

食べ切れなさそうなら具をへらさず、麺を半分に！

パスタやうどんなどの麺類を食べるとき、子供はつい麺ばかりを食べてしまいます。具をいっぱい食べてもらうことが目的なので、もし食べ切れなさそうなら、麺の量をへらして、たんぱく質が不足しないようにしましょう。

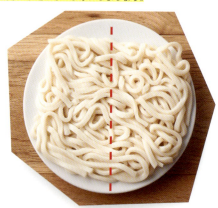

＼半分にカット／

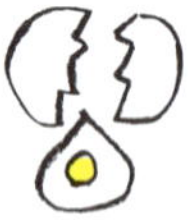

卵を加えて、ボリュームアップ！

食べ盛りのお子さんの場合は、追加で卵のトッピングがおすすめです。76ページで紹介した卵を加えてみてください。

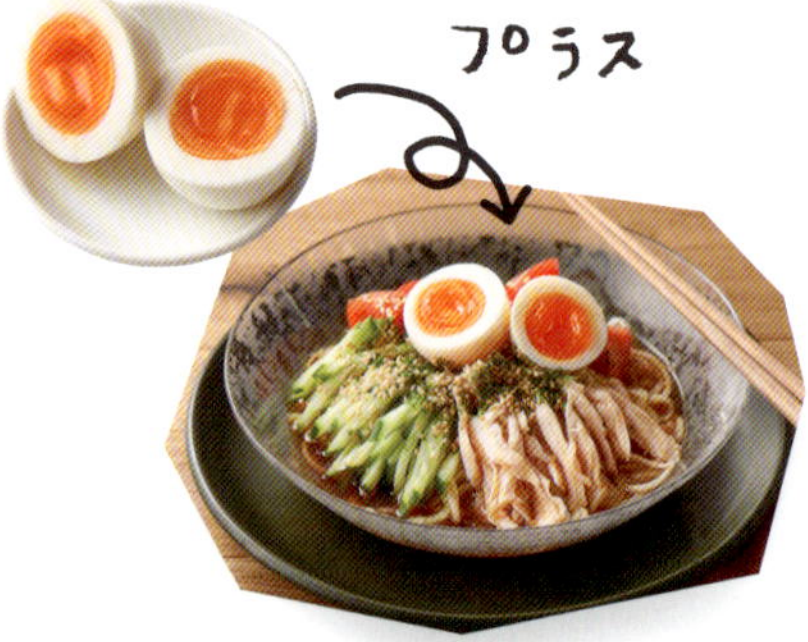

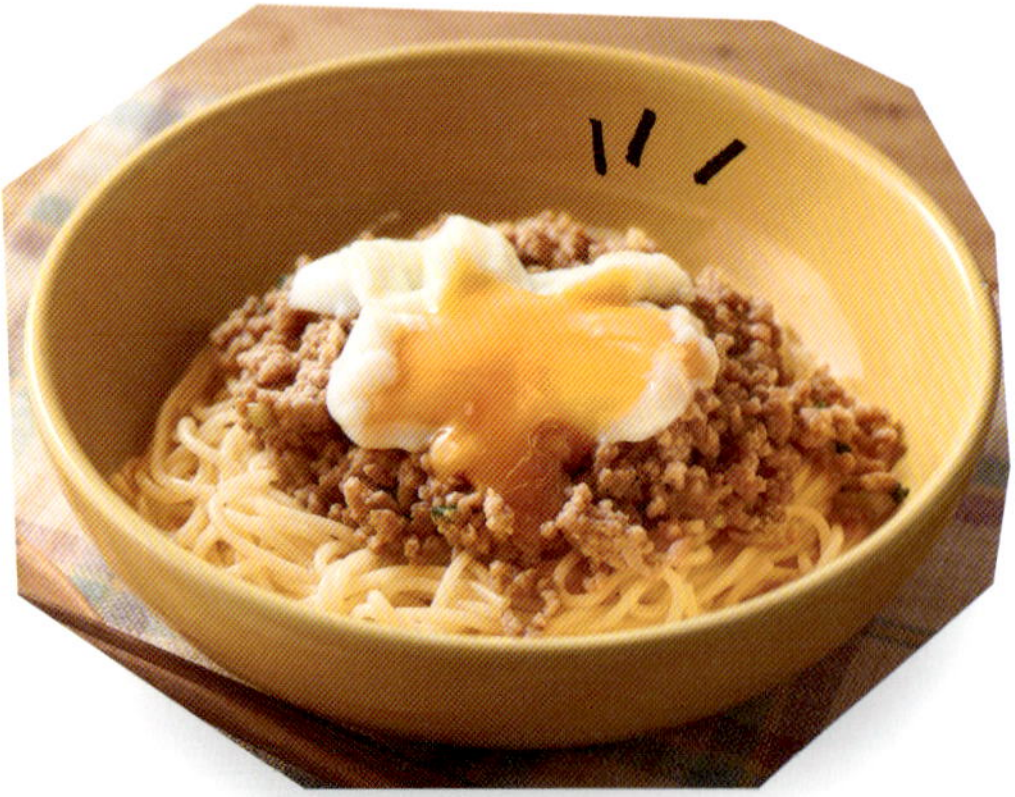

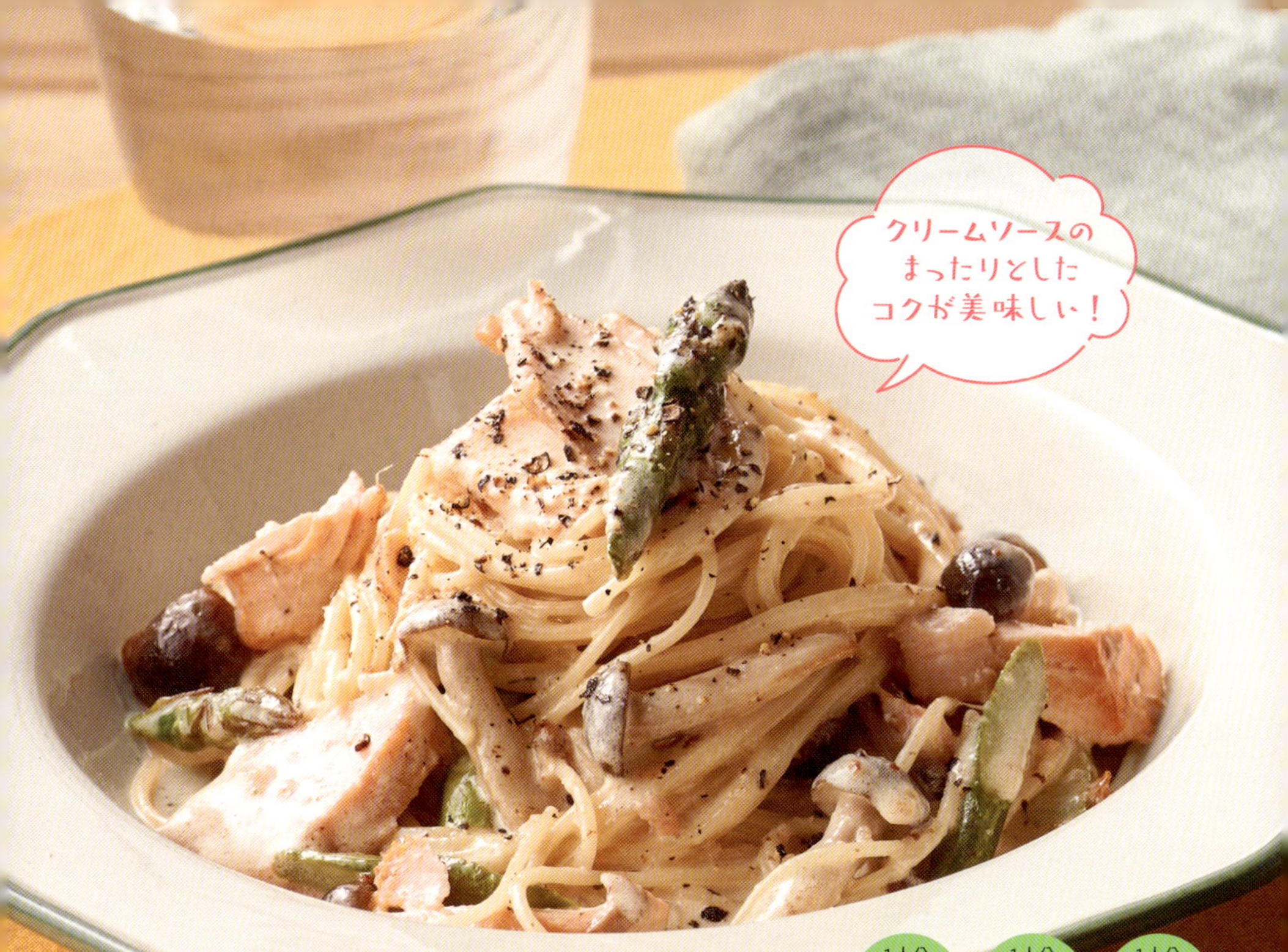
クリームソースの
まったりとした
コクが美味しい!

サケとキノコのクリームパスタ

1人分 糖質	1人分 たんぱく質	1人分 脂質
25.1グラム	39グラム	59.1グラム

材料（2人分）

生《なま》サケ…2切れ（200グラム）
アスパラガス
…3本（50グラム）
ブナシメジ…100グラム
水…2リットル
自然塩…20グラム＋少々
低糖質パスタ…160グラム
無塩バター…20グラム
マヨネーズ…30グラム
生《なま》クリーム（動物性）
…100グラム
粉チーズ…15グラム
粗挽《あらび》き黒コショウ…少々

MEMO

サケをベーコンに、アスパラガスをブロッコリーなどに変えてもおすすめです。食べ盛りのお子さんには、温泉卵をのせてボリュームアップ!

作り方

1 サケは骨と皮を取り除く。アスパラガスは根元の硬いところをピーラーでむき、食べやすい大きさに切る。ブナシメジは石づきを切り落として、食べやすい大きさに手でほぐす。
2 深鍋に水と塩20グラムを入れてお湯を沸かす。
3 沸騰したらパスタを入れ、商品に明記されているゆで時間より1〜2分短くゆでる。パスタを入れたあとは、火加減を調整し、沸騰の状態を保ちながらゆでる。
4 フライパンに無塩バターを入れてから中火にかけ、完全に溶《と》けたら1のサケを入れる。
5 サケを粗《あら》くほぐしながら火を通し、一度皿に取り出す。フライパンに残ったバターはそのままにする。
6 同じフライパンで、1のアスパラガス、ブナシメジの順に炒める。
7 火を止めてからマヨネーズを加え、余熱《よねつ》を入れながらからめる。
8 マヨネーズが溶けたら、生クリーム、粉チーズの順に加え、それぞれ材料を加えるたびにまぜ合わせる。
9 ゆで上がったパスタを加えて、ソースとまぜ合わせたら、塩少々と粗挽き黒コショウで調味する。ソース作りの途中でパスタがゆで上がった場合は、水で冷やしておく。
10 再び火をつけて中火で温める。最後に5のサケを戻し、やさしくまぜ合わせる。

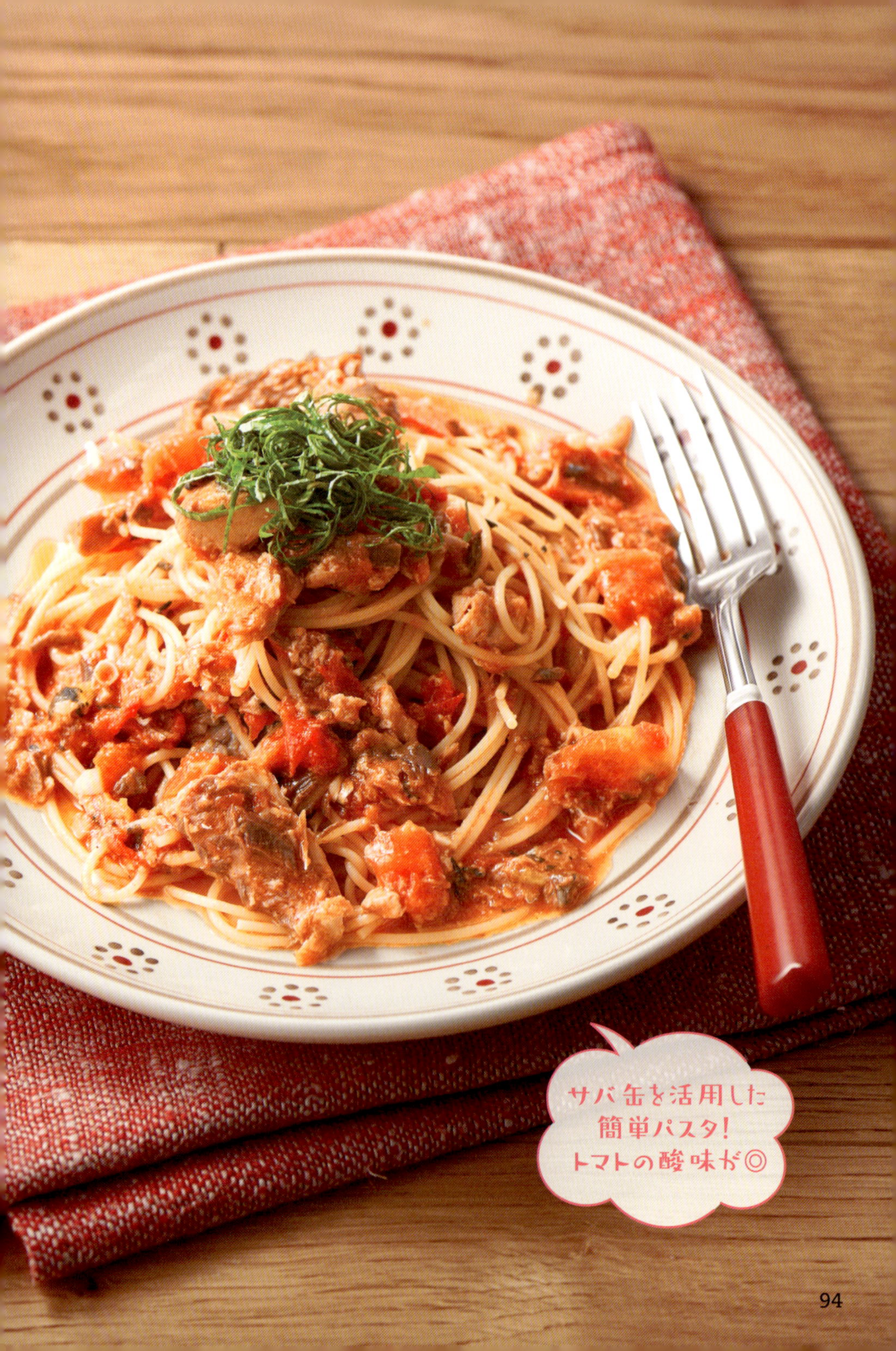
サバ缶を活用した
簡単パスタ!
トマトの酸味が◎

サバ缶まるごとトマトパスタ

1人分 糖質	1人分 たんぱく質	1人分 脂質
30.2グラム	34グラム	29.3グラム

材料（2人分）

トマト…1個（200グラム）
ニンニク…3グラム
水…2リットル
自然塩…20グラム＋少々
低糖質パスタ…160グラム
無塩バター…15グラム
サバ缶（水煮）…1缶
Ⓐ 糖質オフケチャップ…大さじ2
　 しょうゆ…小さじ1/2
　 みそ…小さじ1/2
コショウ…少々
大葉（千切り・トッピング）…4枚

MEMO

大葉が苦手なら、ブロッコリーの新芽であるブロッコリースプラウトもおすすめです。サバ缶は、記憶力・集中力の維持や、目に効果があるEPA（エイコサペンタエン酸）とDHA（ドコサヘキサエン酸）が豊富です。汁ごと使いましょう。

作り方

1 トマトは1〜2センチ角の大きさに切り、ニンニクはみじん切りにする。
2 深鍋に水と塩20グラムを入れてお湯を沸かす。
3 沸騰したらパスタを入れ、商品に明記されているゆで時間より1〜2分短くゆでる。パスタを入れたあとは、火加減を調整し、沸騰の状態を保ちながらゆでる。
4 フライパンに無塩バターと1のニンニクを入れ、弱火で炒める。
5 香りが立ってきたら、1のトマトを加えて中火にし、水分が出るまでしっかり炒める。
6 トマトが崩れてきたら、サバ缶を汁ごと加えて、粗《あら》くほぐしながらまぜ合わせる。
7 Ⓐを加えて弱めの中火で3分加熱して、コショウで調味する。パスタが水分を吸うので、この段階で少し水っぽくても問題なし。
8 ゆで上がったパスタを加えて、7のソースとまぜ合わせたら塩少々で調味する。
9 皿にパスタを盛り付けて、大葉をトッピングする。

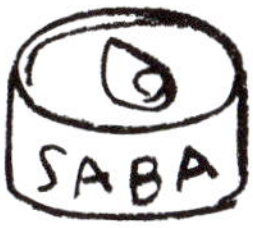

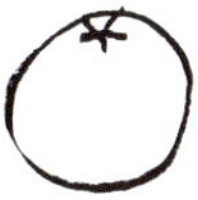

Part 4 主食 昼食にも便利！

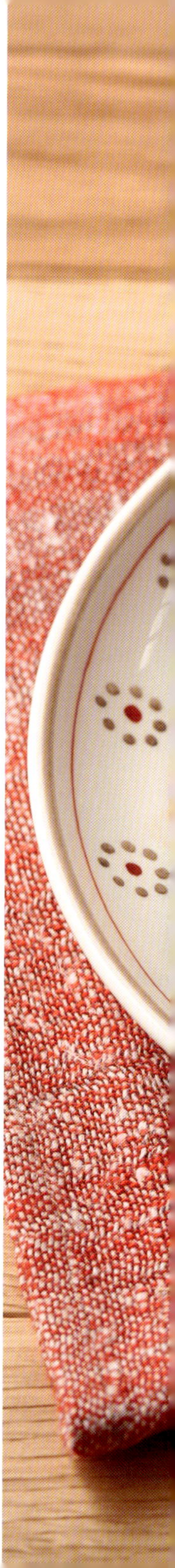

1人分 糖質 42.1グラム

1人分 たんぱく質 30.6グラム

1人分 脂質 52.1グラム

具だくさんカレーうどん

材料（2人分）

タマネギ…1/4個（50グラム）＋1/2個（100グラム）
豚バラ肉（薄切り）…200グラム
ニンニク…3グラム
Ⓐ 水…100ミリリットル
　 カツオブシ…6グラム
ラード…5グラム
水…350ミリリットル
Ⓑ 顆粒《かりゅう》天然甘味料…30グラム
　 純カレーパウダー（無添加）…大さじ1
　 酒（焼酎もしくは糖質ゼロ日本酒）…大さじ2
　 しょうゆ…大さじ2
　 みそ…大さじ1
　 生《なま》クリーム…大さじ1
粉チーズ…15グラム
Ⓒ カタクリ粉…7グラム
　 水…大さじ1
糖質オフうどん…2玉

MEMO

砂糖や小麦粉が使われていない純カレーパウダーを使いましょう。子供の口に合うように、少し甘口にしています。

作り方

1 タマネギは1/4個（50グラム）を薄切り、1/2個をくし切りにする。豚バラ肉は食べやすい大きさに、ニンニクはみじん切りにする。
2 1の薄切りにしたタマネギを耐熱ボウルに入れ、ふんわりとラップをかけて500ワットのレンジでおよそ1分加熱し、粗熱《あらねつ》を取る。
3 2とⒶをミキサーにかける。
4 鍋にラードを入れ、弱火で1のニンニクを炒める。香りが立ってきたら中火にし、1のタマネギを入れて炒める。
5 1の豚バラ肉を加えて炒めていき、肉の色が変わったら3を加える。
6 水とⒷを加えて5分ほど弱火で煮込み、粉チーズを入れて溶《と》けたら火を止める。
7 6にⒸの水溶きカタクリ粉を入れて素早くまぜ合わせ、もう一度火にかけてとろみをつける。
8 うどんを表示どおりにゆで、湯切りしてどんぶりに入れ、7をかける。

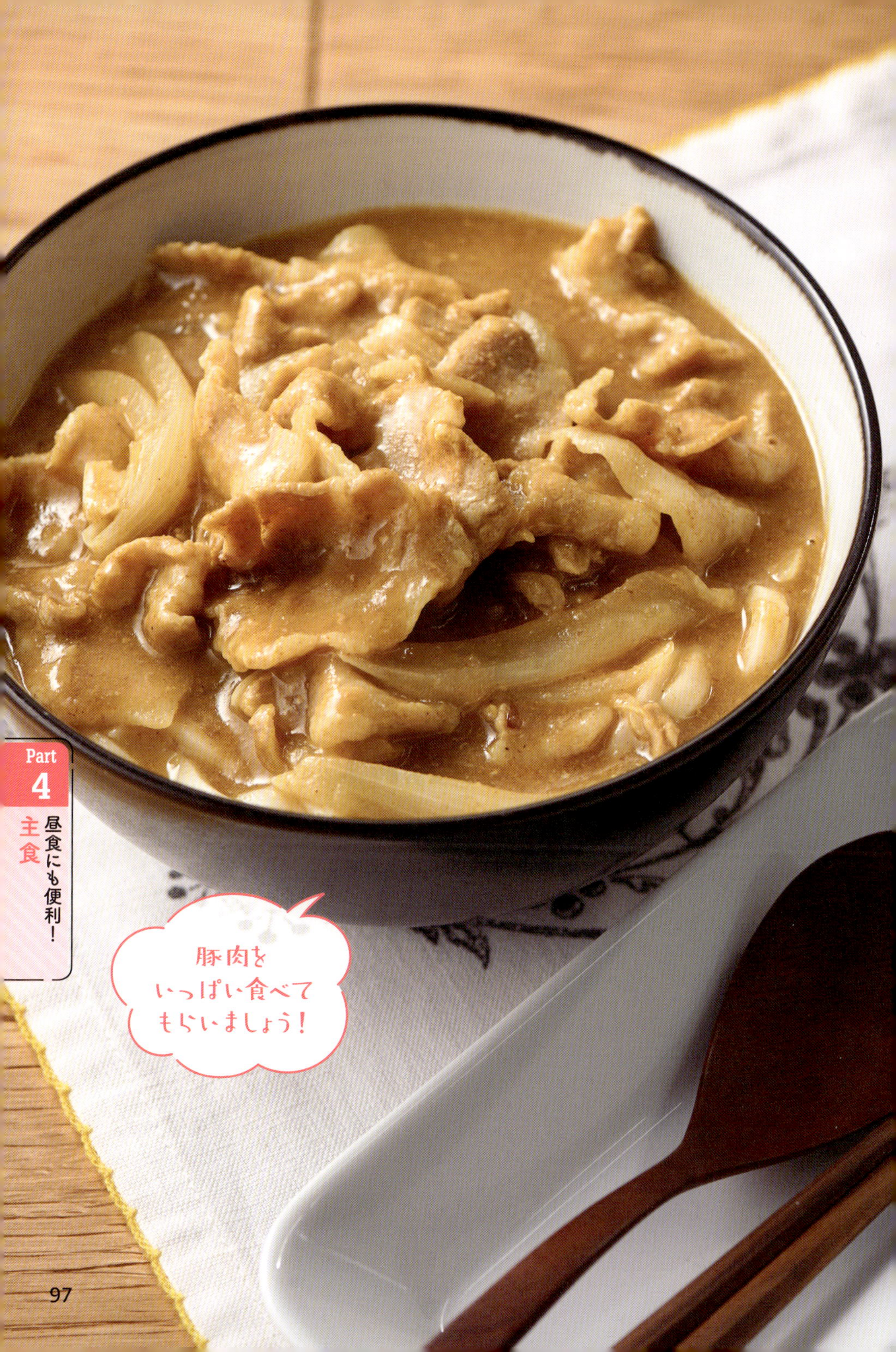

豚肉を
いっぱい食べて
もらいましょう！

蒸し鶏たっぷり冷やし中華

1人分 糖質 4.6グラム
1人分 たんぱく質 26.4グラム
1人分 脂質 14.5グラム

材料（4人分）

糖質0グラム麺（丸麺）…4袋
卵…4個
顆《か》粒《りゅう》天然甘味料…15グラム
お湯…大さじ2
化学調味料無添加ガラスープ顆粒…小さじ1

Ⓐ
- ショウガ（すりおろし）…3グラム
- しょうゆ…大さじ3
- 酢…大さじ2
- 酒（焼酎もしくは糖質ゼロの日本酒）…大さじ1
- ゴマ油…小さじ1

蒸《む》し鶏…1枚（300グラム）
※作り方は65ページ参照
キュウリ…1本（100グラム）
トマト…1個（200グラム）
煎《い》りゴマ（トッピング）…大さじ2（1人 大さじ1/2ずつ）
アオサ（トッピング）…適量

作り方

1 麺は軽く水洗いして、しっかりと水分を切る。
2 卵は沸騰したお湯（分量外）で10分間ゆで、冷水（分量外）で冷やしてから殻《から》をむく。
3 耐熱ボウルに顆粒天然甘味料とお湯を入れてまぜ合わせる。
4 顆粒天然甘味料が溶《と》けたら顆粒ガラスープを入れてまぜ、Ⓐを加えて、さらにまぜ合わせて冷やす。
5 2のゆで卵を半分に切る。蒸し鶏とキュウリは細切りに、トマトは食べやすい大きさに切る。
6 皿に1の麺をのせ、5を盛り付ける。4のタレをかけ、煎りゴマとアオサをトッピングする。

MEMO
具材は野菜をやや少なめにして、肉や卵をたっぷり使いましょう。

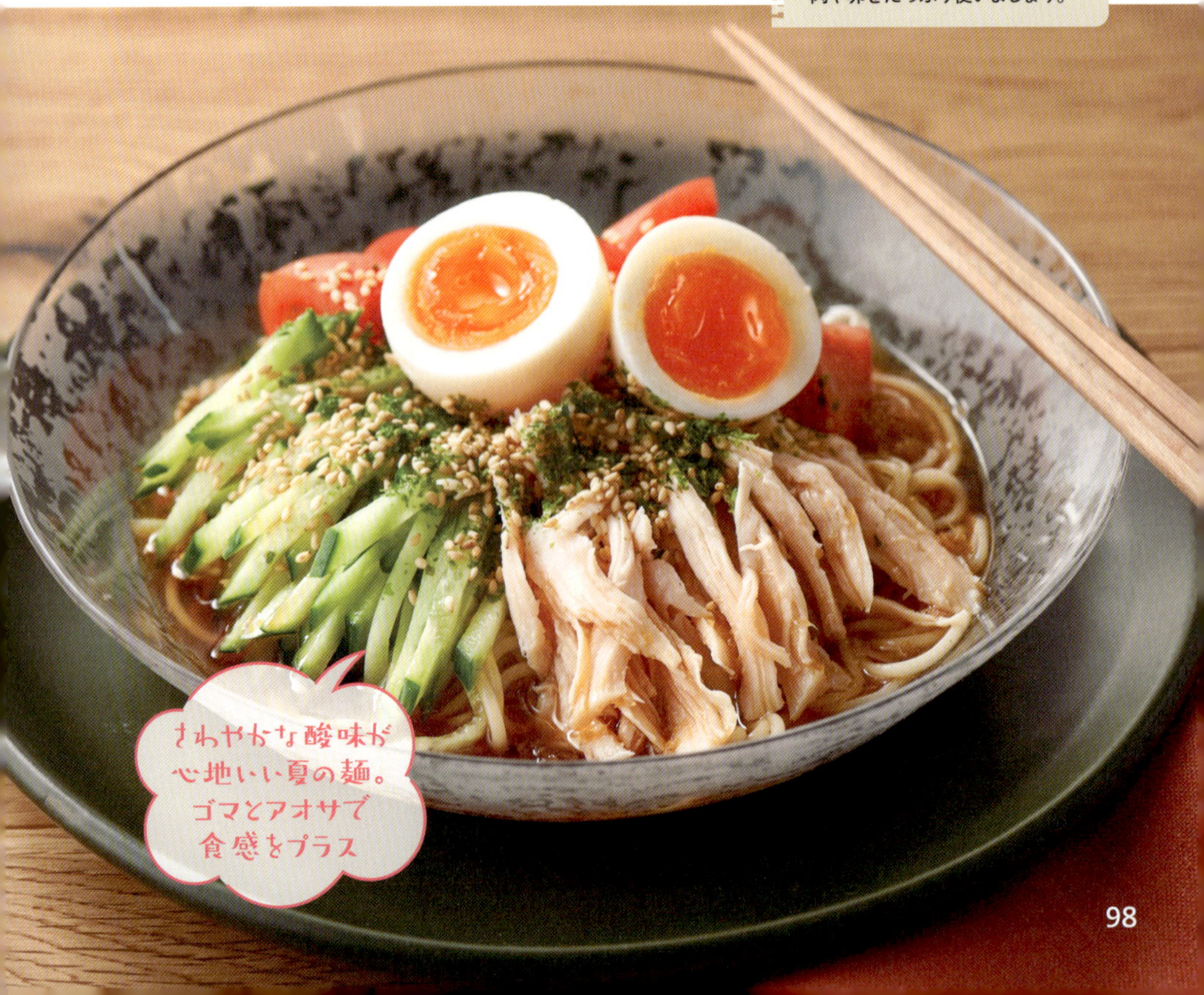
さわやかな酸味が
心地いい夏の麺。
ゴマとアオサで
食感をプラス

辛くない汁なし担々麺

1人分 糖質 3.7グラム
1人分 たんぱく質 28.2グラム
1人分 脂質 30.3グラム

材料（2人分）

糖質0グラム麺（丸麺）…2袋
ゴマ油…4グラム
ショウガ…5グラム
ニンニク…5グラム
長ネギ…10グラム

A
- 酒（焼酎もしくは糖質ゼロ日本酒）…大さじ2
- しょうゆ…小さじ2
- 顆《か》粒《りゅう》天然甘味料…10グラム
- 化学調味料無添加ガラスープ顆粒…小さじ2
- みそ…10グラム

ラード…3グラム
豚ひき肉…200グラム
すりゴマ…10グラム

B
- 自然塩…少々
- コショウ…少々

温泉卵…2個

※作り方は76ページ参照

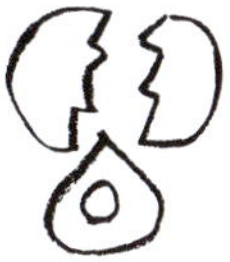

作り方

1 糖質0グラム麺は水洗いしてしっかりと水分を切る。皿に盛り、ゴマ油で和《あ》えておく。
2 ショウガ、ニンニク、ネギはみじん切りにする。
3 Aはまぜ合わせておく。
4 フライパンにラードと2のショウガ、ニンニクを入れ、弱火でじっくりと炒める。
5 香りが立ってきたら、豚ひき肉を加えて中火で炒める。
6 肉の色が変わったら、2のネギを加えて軽く炒める。
7 3を加えてまぜ合わせ、沸騰してきたらすりゴマを加えて、Bで調味する。
8 水分がへってきたら1の麺の上に7をのせ、温泉卵をトッピングする。

MEMO

トウガラシを少し加えるか、材料のみそを「自家製コチュジャン」（74ページ参照）に変えると、ピリ辛担々麺にアレンジできます。

辛い担々麺を
子供が食べられる
ようにアレンジ！

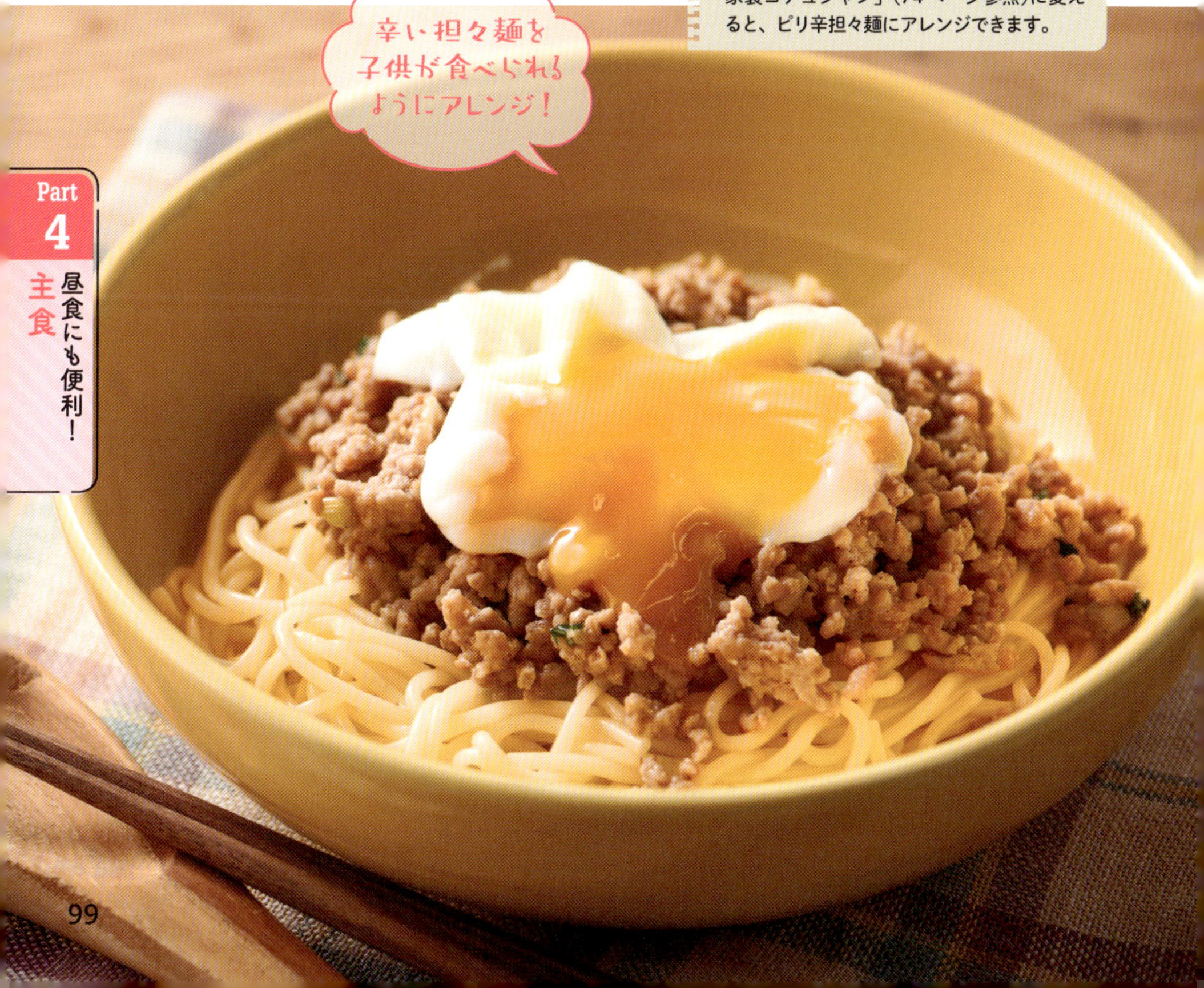

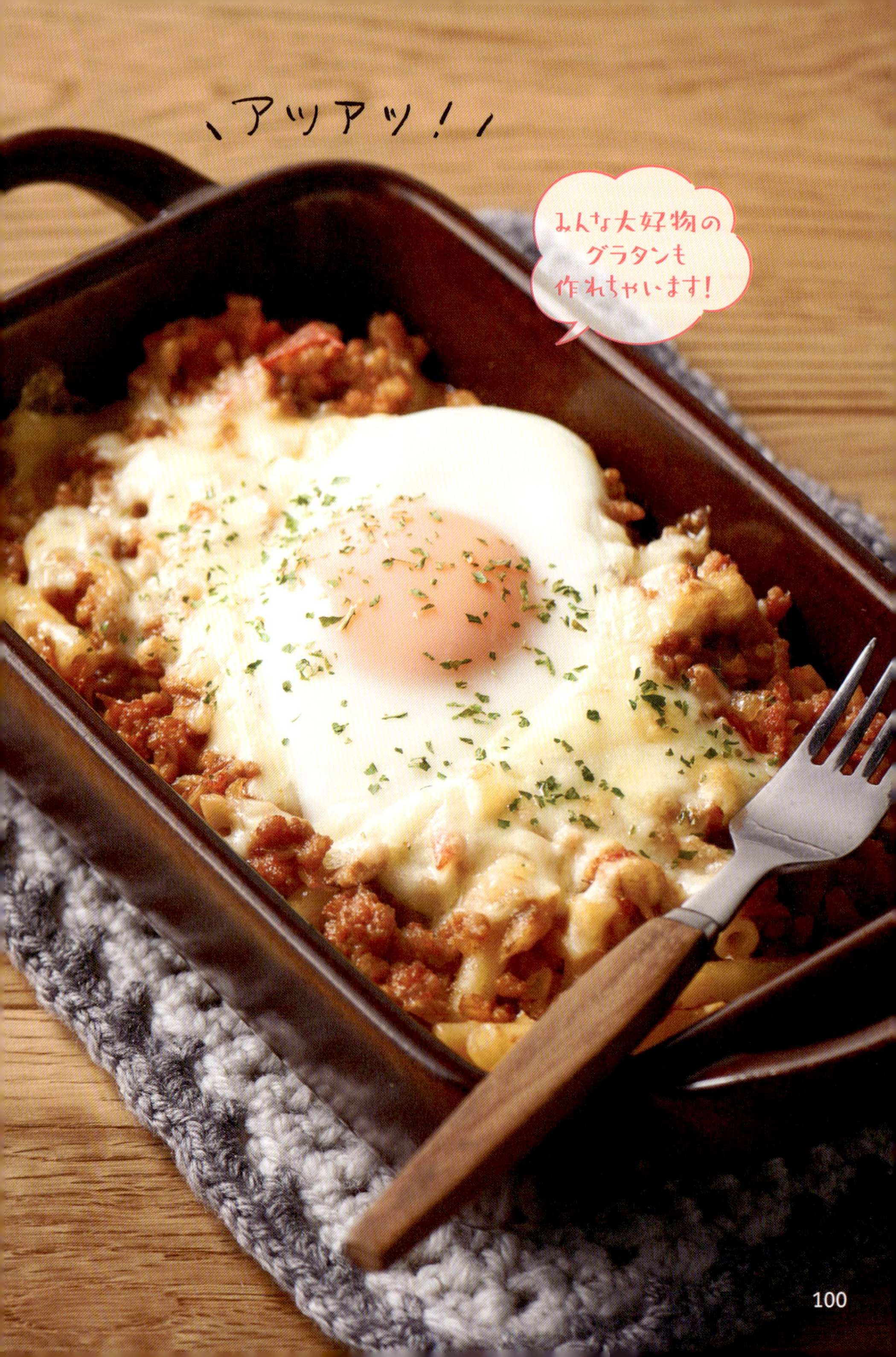
アツアツ！
みんな大好物の
グラタンも
作れちゃいます！

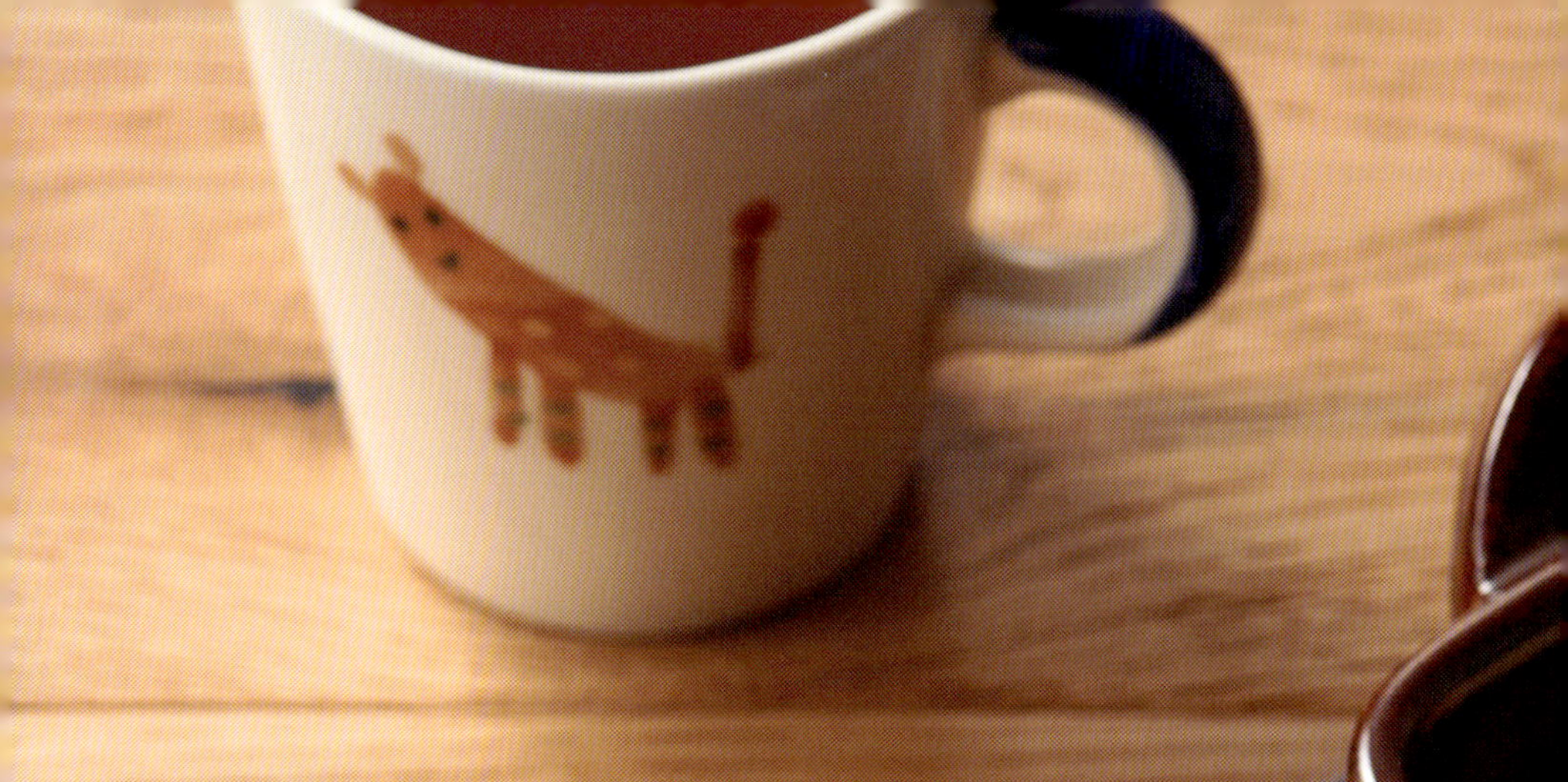

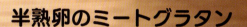

半熟卵のミートグラタン

1人分 糖質 15.5 グラム
1人分 たんぱく質 33.4 グラム
1人分 脂質 34.9 グラム

材料（2人分）

タマネギ…1/2個（100グラム）
マイタケ…1/2パック(50グラム)
トマト…1個（200グラム）
低糖質マカロニ…30グラム
無塩バター…10グラム＋1グラム
豚ひき肉…200グラム
Ⓐ 糖質オフケチャップ…大さじ2
Ⓐ 化学調味料無添加コンソメ…1本（4.5グラム）
Ⓑ 自然塩…少々
Ⓑ コショウ…少々
シュレッドチーズ…60グラム
卵…1個
ドライパセリ（トッピング）…適量

MEMO

低糖質のマカロニを入れなくても、美味しいおかずになります。

作り方

1 タマネギとマイタケはみじん切り、トマトは1～2センチ角の大きさに切る。
2 鍋でお湯（分量外）を沸かし、沸騰した状態でマカロニを入れ、標準ゆで時間より1分短くゆでる。湯切りして、水（分量外）で冷やしておく。
3 フライパンに無塩バター10グラムを入れ、中火にかけ1のタマネギを炒める。タマネギが半透明になってきたら、豚ひき肉を加えてさらに炒める。
4 肉の色が変わって火が通ってきたら、1のマイタケを加えてサッと炒める。1のトマトを加えて水分が出るまで炒める。
5 トマトの形がなくなってきたら、Ⓐを加えてまぜ合わせ、煮つめていく。
6 とろみが出てきたら、2のマカロニを加えてまぜ合わせ、Ⓑで調味する。
7 グラタン皿に無塩バター1グラムをぬり、6を流し込む。シュレッドチーズをふちにのせ、真ん中に卵を割り入れる。
8 5分以上予熱したトースターで8～10分加熱し、お好みでパセリをトッピングする。

小麦粉を使わないお好み焼き

1人分 糖質 3.8グラム
1人分 たんぱく質 68.8グラム
1人分 脂質 84.3グラム

材料（2人分）

長イモ…80グラム
キャベツ…100グラム
長ネギ…40グラム
豚バラ肉（薄切り）…200グラム
卵…4個
Ⓐ
- カツオブシ粉末…20グラム
- 粉チーズ…10グラム
- カタクリ粉…小さじ2

Ⓑ
- 干しエビ…10グラム
- シュレッドチーズ…50グラム

糖質オフお好み焼きソース…適量
マヨネーズ（お好みで）…適量
カツオブシ（トッピング）…適量
青ノリ（トッピング）…適量

作り方

1 長イモはすりおろす。キャベツは千切り、ネギは小口切り、豚バラ肉は食べやすい大きさに切る。
2 ボウルの中で卵を溶《と》き、1の長イモと、Ⓐを順に加える。それぞれ材料を入れるたびに、泡立て器でよくまぜ合わせる。
3 1のキャベツとネギ、Ⓑを加えてまぜ合わせる。
4 中火で熱したフライパンに1の豚バラ肉の1/4量をのせ、その上に3の生地1/2量を入れる。豚バラ肉1/4量をのせ、ふたをして蒸《む》し焼きにする。
5 豚バラ肉の色が変わったら裏返し、焦《こ》げ目がつくまで焼いて皿に盛る。4と5の工程を再度くり返し、もう1枚焼く。
6 ソース、マヨネーズ、カツオブシ、青ノリなどをトッピングする。

MEMO

1枚分ずつ別のボウルに入れて、焼く直前にスプーンでよくかきまぜると、ムラなく仕上がります。

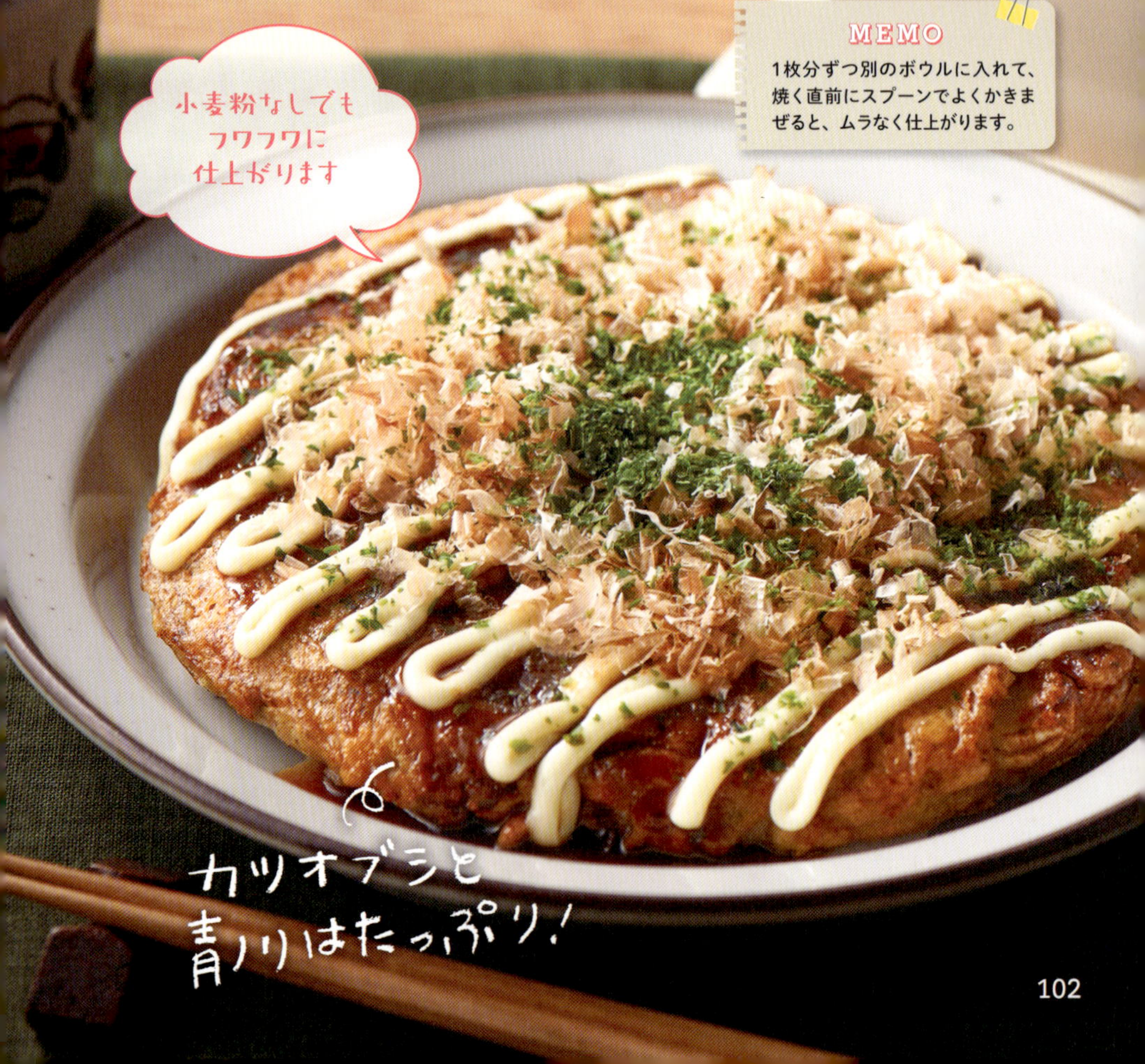
小麦粉なしでも
フワフワに
仕上がります
カツオブシと
青ノリはたっぷり!

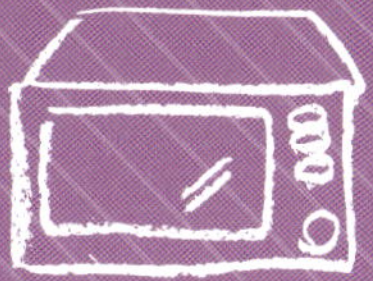

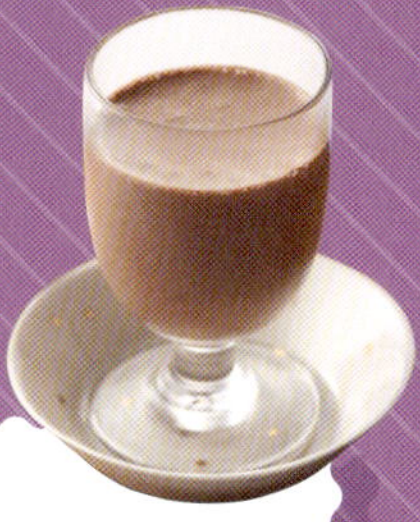

Part 5

糖質は少ないけど、甘〜い おやつ

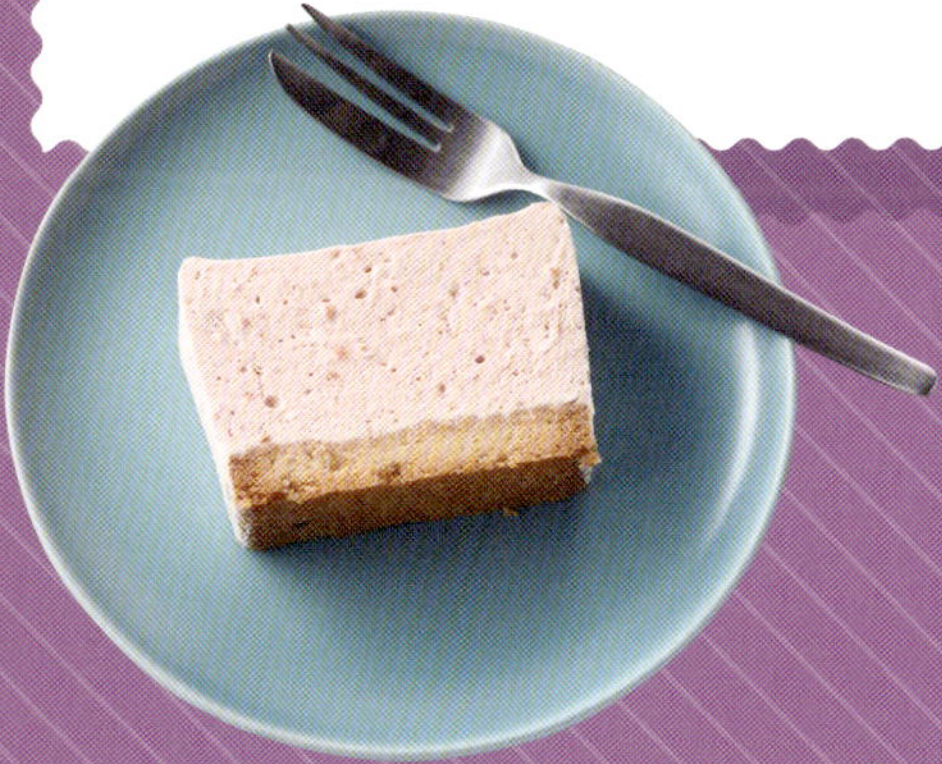

調理を始める前に

子供から甘いおやつをおねだりされるのは日常茶飯事。市販のものだと糖質が高いので、おすすめできません。しかし、心配は無用です！　糖質は少ないけど、甘くておいしいおやつは家庭でも作れます。作り置きもできるので便利です。

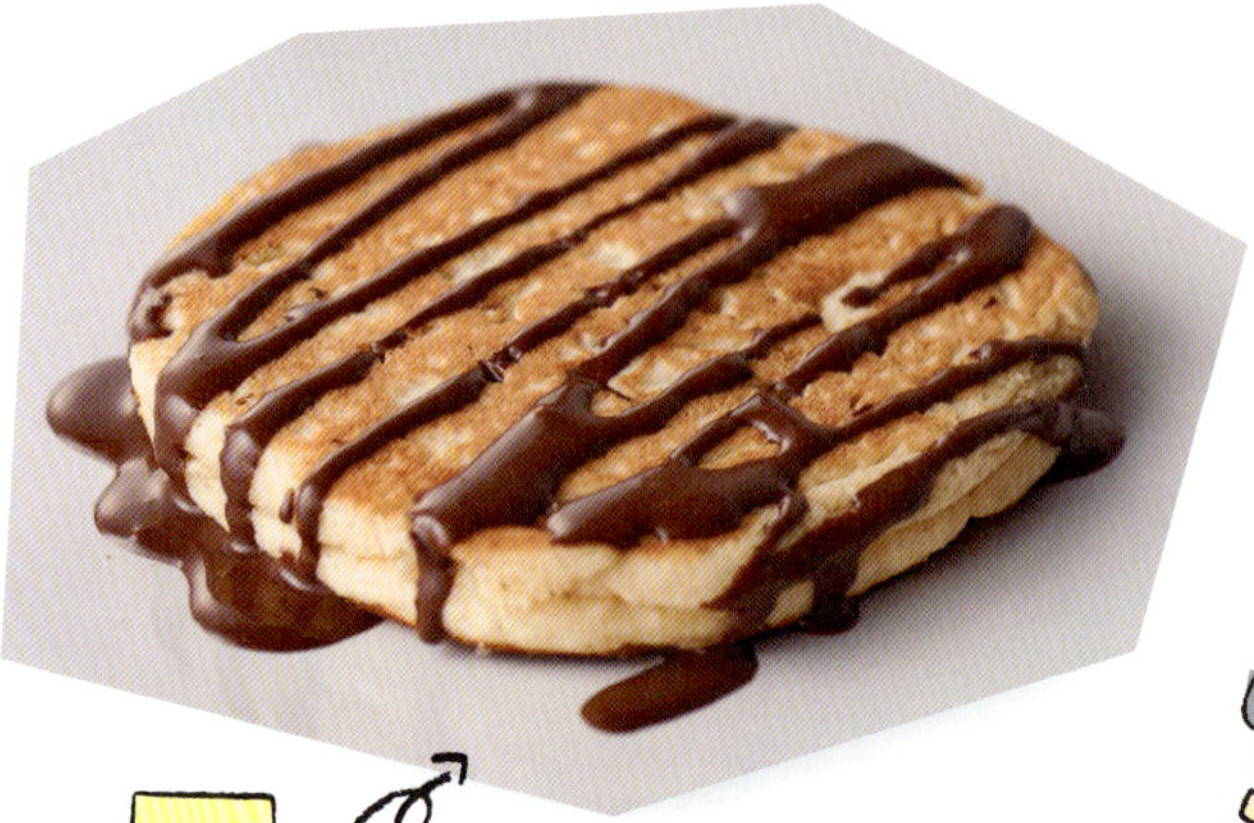

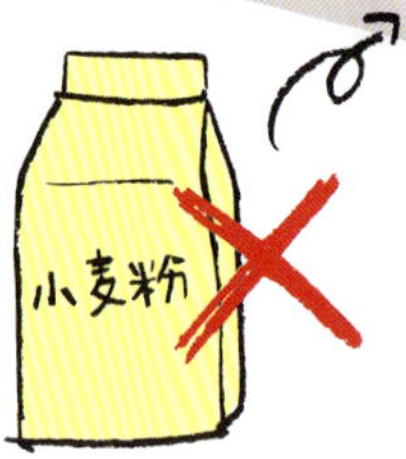

小麦粉は不使用！

おやつでよく使われる小麦粉は、糖質を多く含んでいます。本書で紹介するおやつレシピは、すべて小麦粉不使用。安心して、食べさせることができます。

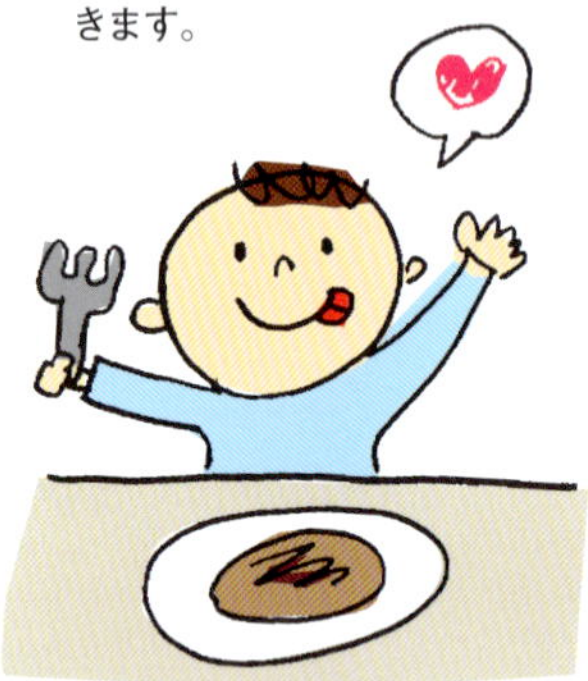

バターは常温に戻す

冷蔵保存するバターは、固形のまま使用するとまざりにくいため、常温に戻しましょう。写真右のように、電子レンジで塊が半分ぐらいまでになるまで溶《と》かすと使いやすくなります。バターの加熱は、200ワットなど低い温度で行いましょう。

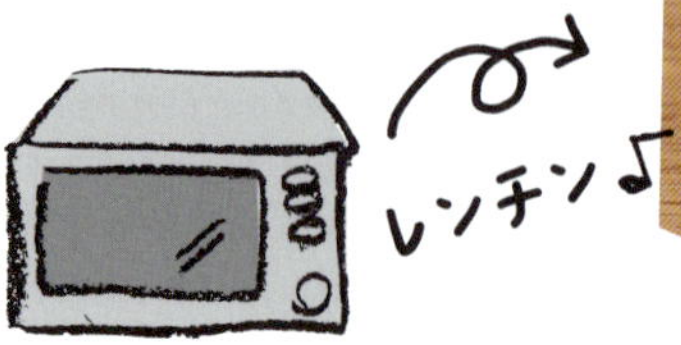

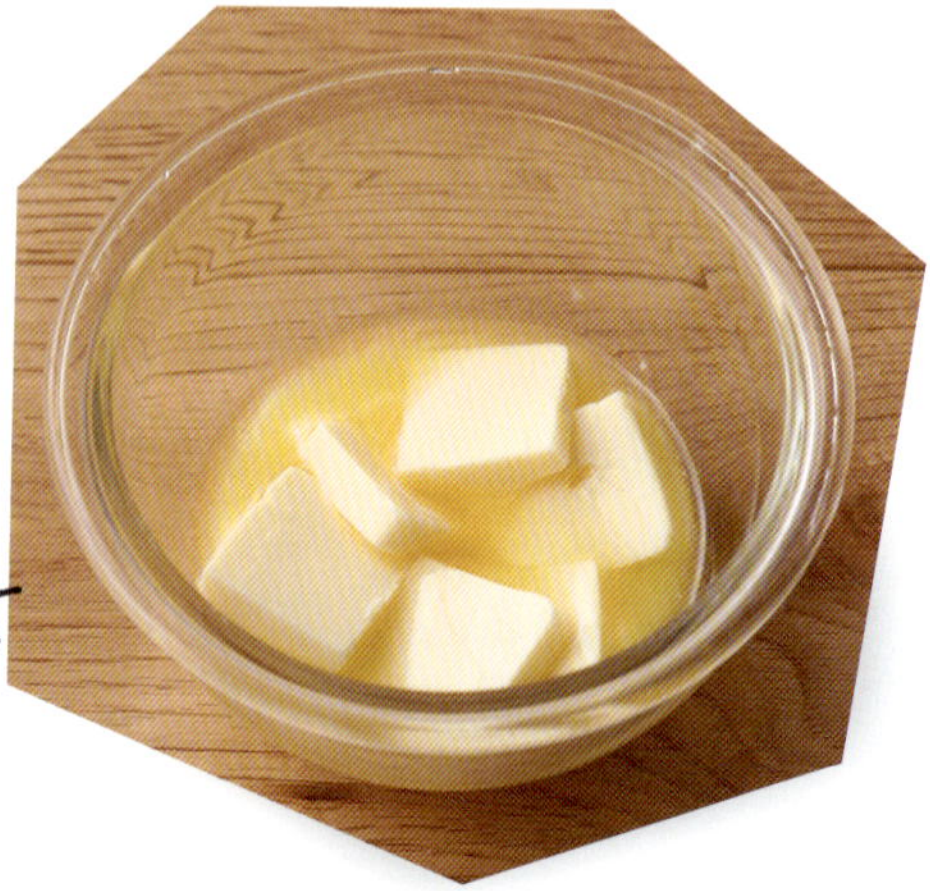

おやつのレシピのルール

- 計量単位は大さじ1＝15ミリリットル、小さじ1＝5ミリリットルです。
- 適量はちょうどよい分量をお好みで加減してください。
- オーブンによって温度や加熱時間は、調整してください。オーブンは、予熱が必要です。調理の際は、あらかじめレシピ内で指定している温度に予熱してから加熱しましょう。
- オーブンや電子レンジで加熱する際は、付属の説明書に従って、高温に耐えられる容器を使用してください。

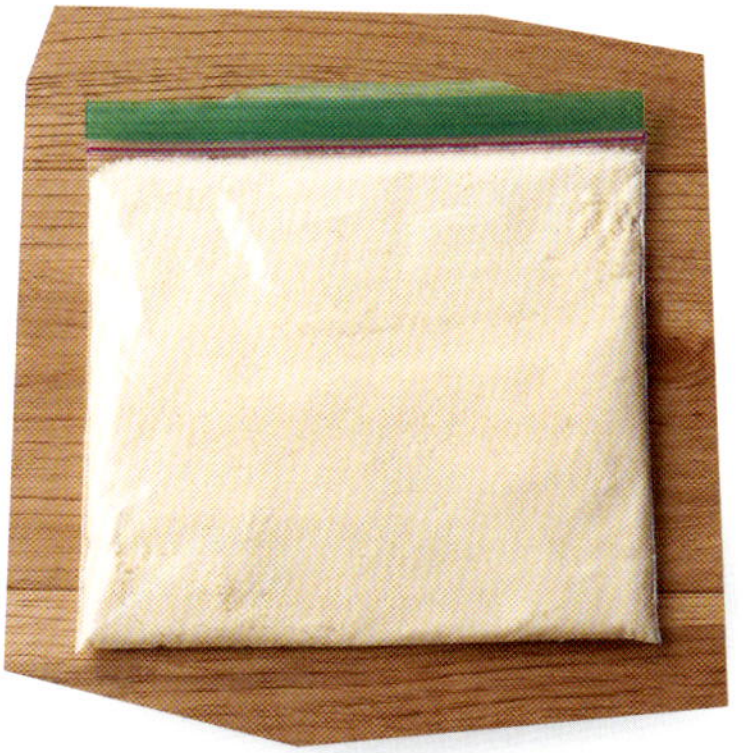

アーモンドプードルは冷凍保存しましょう！

お菓子作りで小麦粉の代わりになるのが、アーモンドプードル。アーモンドを粉末にしたもので、香ばしい味わいが特長です。余ったアーモンドプードルは、写真上のように、保存袋で密閉して冷凍保存ができます。2週間ぐらいを目安に使い切るようにしましょう。使用する際には、しっかり自然解凍しましょう。

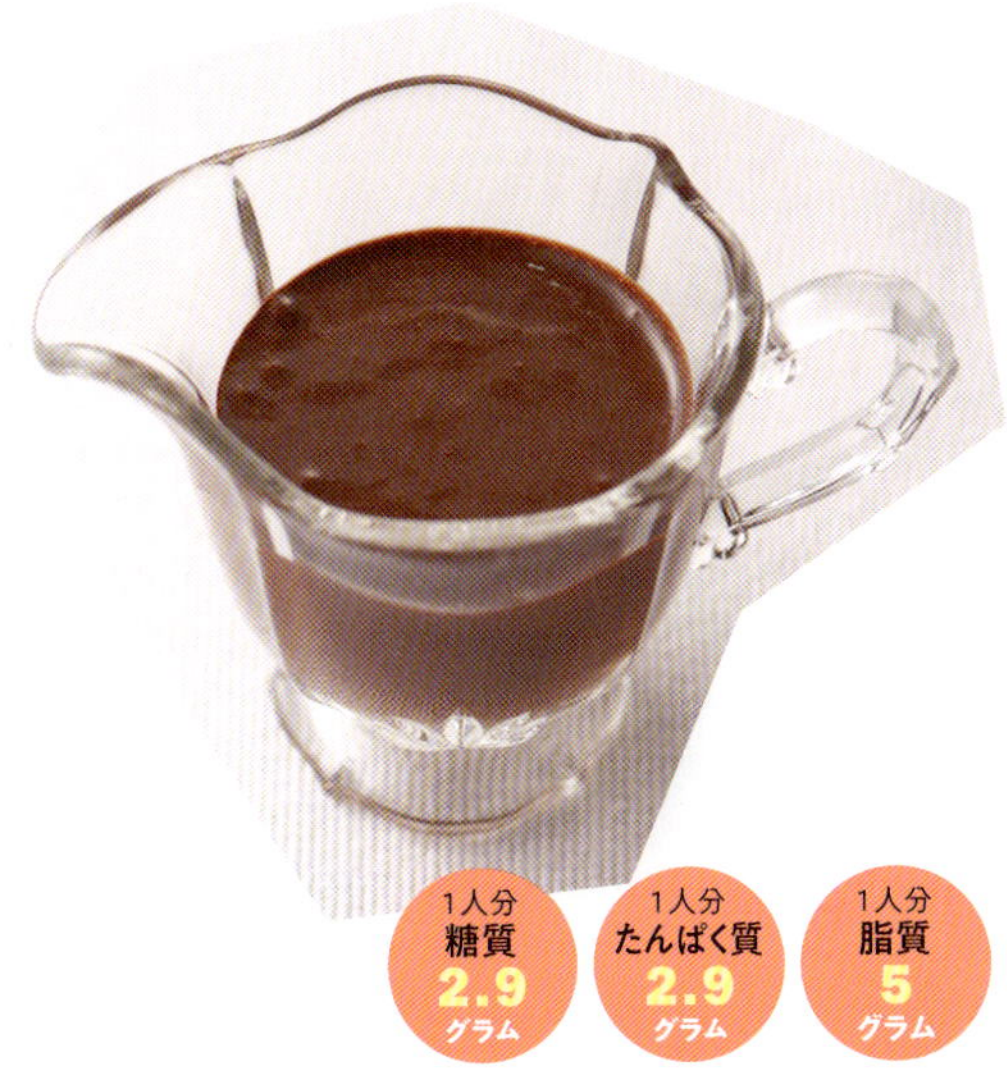

1人分 糖質 2.9 グラム

1人分 たんぱく質 2.9 グラム

1人分 脂質 5 グラム

※1人分を1/2量で算出

簡単チョコソース

材料（パンケーキ２枚分）

Ⓐ
- 生《なま》クリーム（動物性）…30グラム
- 顆《か》粒《りゅう》天然甘味料…8グラム

ココアパウダー（無糖）…8グラム

作り方

1 Ⓐを耐熱ボウルに入れる。

2 1より大きな耐熱ボウルに熱湯（分量外）を入れる。

3 1をボウルごと2の熱湯に当てつつ、小さな泡立て器でまぜる。

4 顆粒天然甘味料が溶《と》けたら、ココアパウダーを加えて、なめらかになるまでまぜ合わせる。

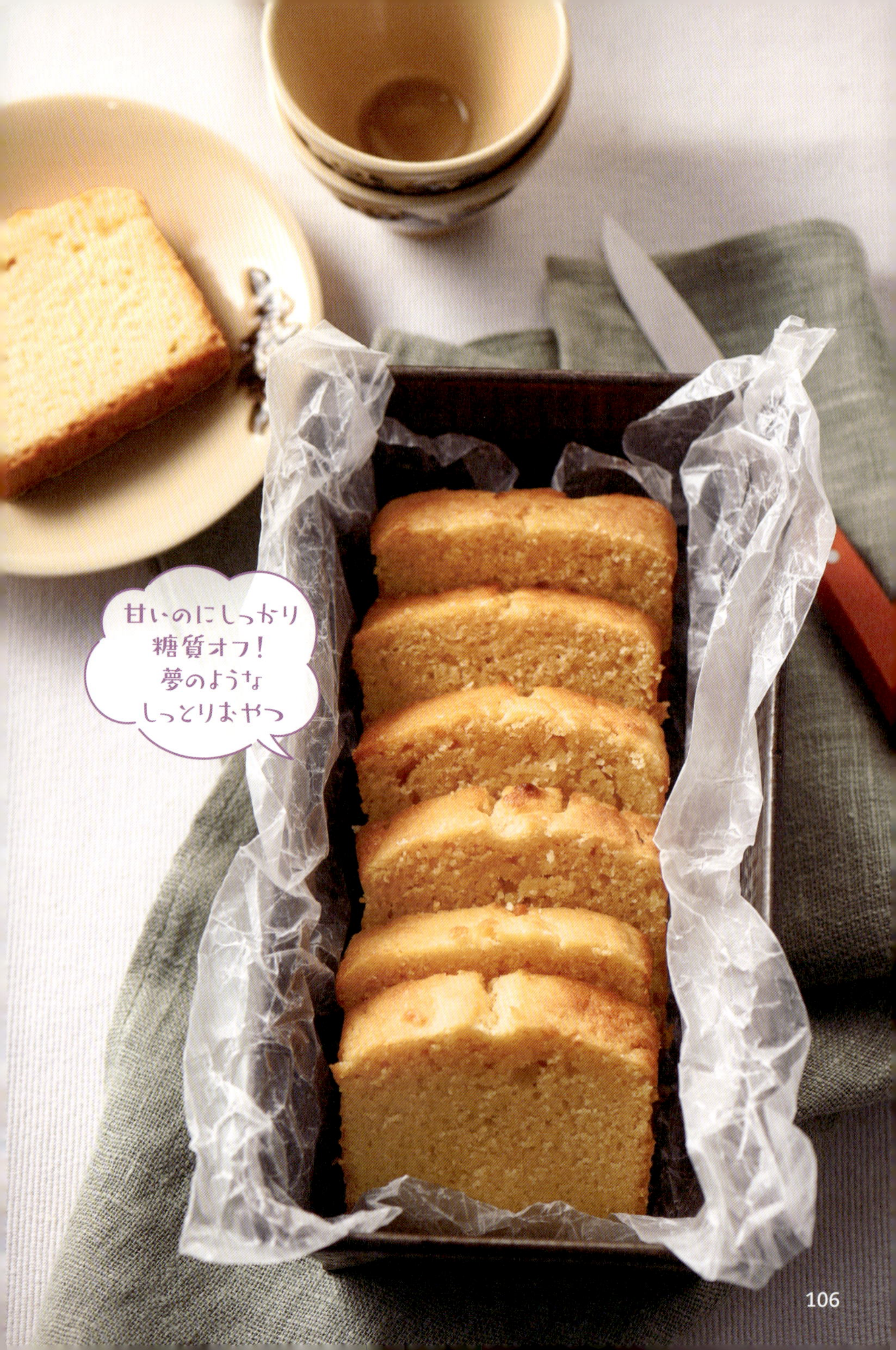
甘いのにしっかり
糖質オフ！
夢のような
しっとりおやつ

アーモンド風味のパウンドケーキ

1人分 糖質 1.7グラム
1人分 たんぱく質 4.7グラム
1人分 脂質 18.2グラム

※すべて1人分を1/10量で算出

材料 パウンド型(8.7×21.5×6センチ)1個分

無塩バター…80グラム
顆粒《かりゅう》天然甘味料…40グラム
卵(L)…2個
生《なま》クリーム(動物性)…50グラム
アーモンドプードル…150グラム
ベーキングパウダー…4グラム

MEMO
10〜15分焼いたタイミングで、包丁で表面の中心に切れ目を入れておくときれいに焼き上がります。冷凍保存できるので、作り置きしておくと便利です。

作り方

1 無塩バターは常温に戻す。
2 1をボウルに入れ、泡立て器でまぜる。
3 顆粒天然甘味料を加えて、さらにまぜ合わせる。
4 卵を溶《と》き、3に少しずつ加えながらまぜていく。
5 生クリームを少しずつ加えながらまぜていく。
6 アーモンドプードル1/3量(50グラム)とベーキングパウダーを加えてまぜる。
7 残りのアーモンドプードルを加える。ゴムベラで生地を底からすくい上げ、切るようにまぜ合わせる。
8 オーブンシートを敷いた型に7の生地を入れ、高い位置から型を2〜3回ほど落として空気を抜く。170℃で予熱したオーブンに入れ、35分焼く。

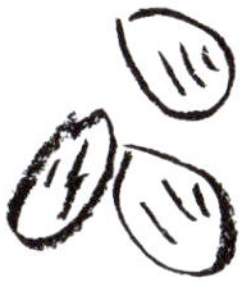

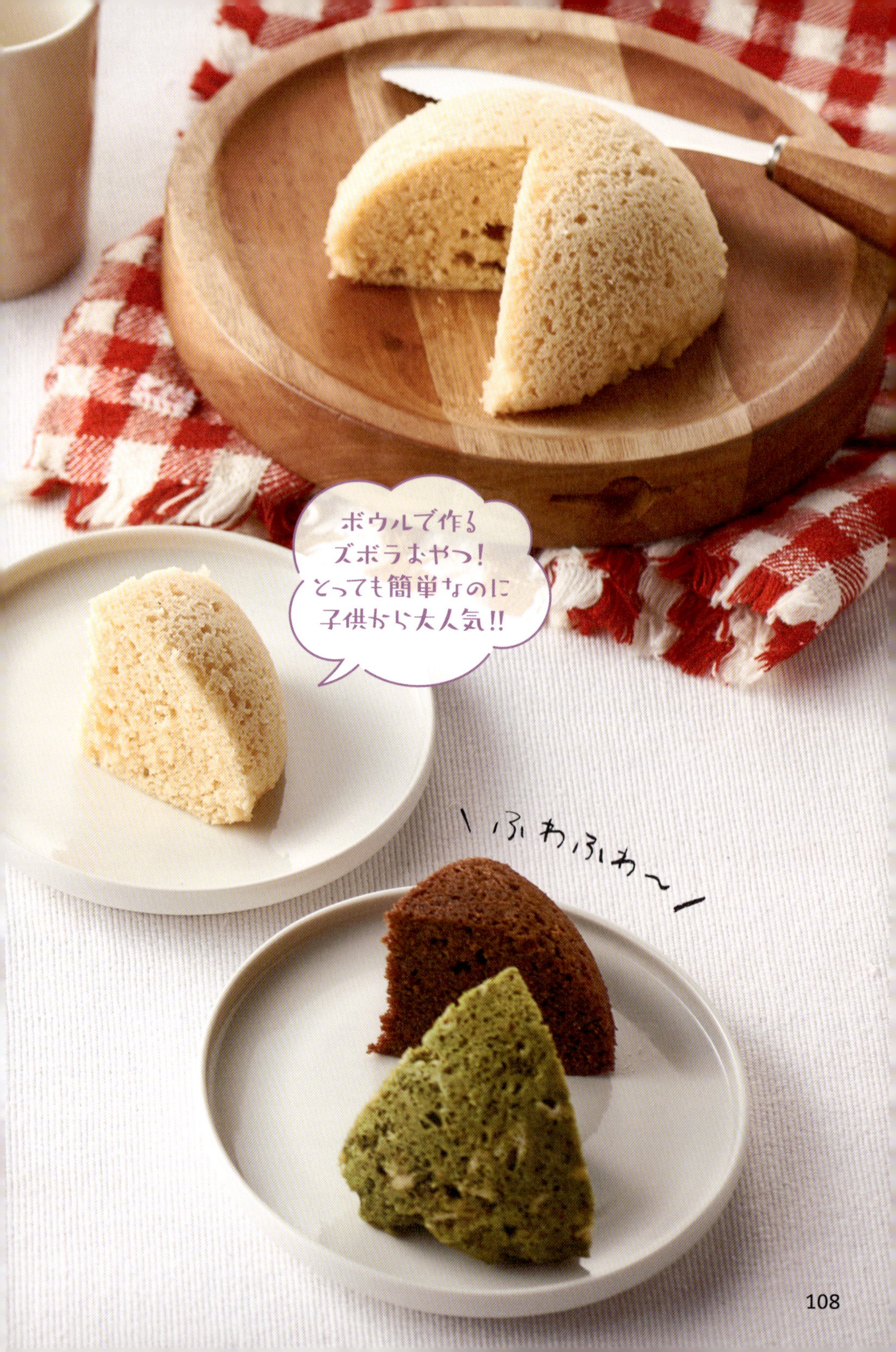
ボウルで作る
ズボラおやつ！
とっても簡単なのに
子供から大人気!!
ふわふわ〜

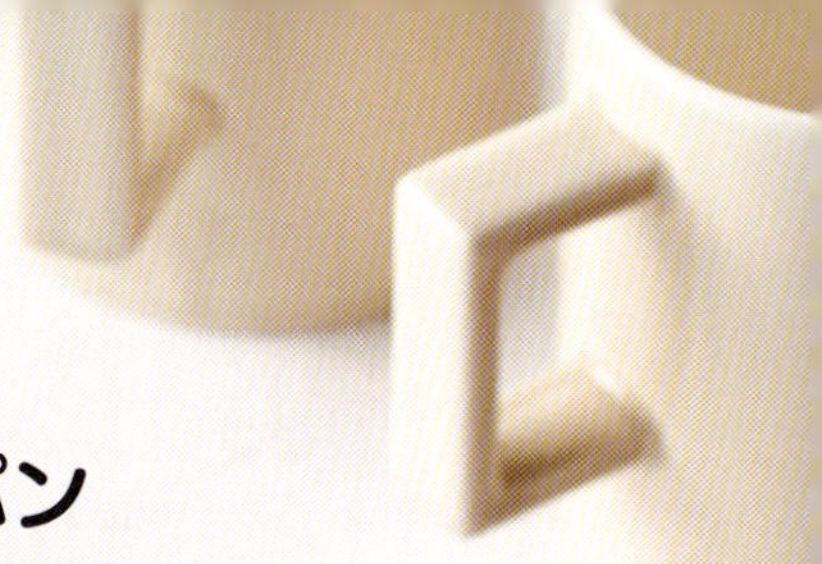

まぜるだけレンチン蒸しパン

材料　耐熱ボウル（直径14～18センチ）1個分

・プレーン

卵(L)…1個
顆粒《かりゅう》天然甘味料…15グラム
生《なま》クリーム（動物性）…30グラム
アーモンドプードル…70グラム
マヨネーズ…10グラム
ベーキングパウダー…3グラム

〈プレーン〉

1人分 糖質 1.5グラム
1人分 たんぱく質 3.7グラム
1人分 脂質 10.8グラム

※すべて1人分を1/6量で算出

・抹茶《まっちゃ》

卵(L)…1個
顆粒天然甘味料…18グラム
生クリーム（動物性）…30グラム
アーモンドプードル…60グラム
マヨネーズ…10グラム
抹茶粉末（無糖）…6グラム
ベーキングパウダー…3グラム

〈抹茶《まっちゃ》〉

1人分 糖質 1.3グラム
1人分 たんぱく質 3.7グラム
1人分 脂質 10グラム

・ココア

卵(L)…1個
顆粒天然甘味料…20グラム
生クリーム（動物性）…30グラム
アーモンドプードル…55グラム
マヨネーズ…10グラム
ココアパウダー（無糖）…10グラム
ベーキングパウダー…3グラム

〈ココア〉

1人分 糖質 1.5グラム
1人分 たんぱく質 3.5グラム
1人分 脂質 9.9グラム

作り方

1 材料を上から順に耐熱ボウルに入れ、泡立て器でまぜ合わせる。小さい泡立て器のほうがまぜやすい。
2 ラップをせず、500ワットの電子レンジで2～3分加熱する。表面が乾燥し、側面全体に小さな穴ができていれば完成の目安。
3 ボウルの粗熱《あらねつ》が取れたら、手でトントンとたたいて蒸《む》しパンを取り出す。

MEMO

チョコソース（105ページ参照）や生クリームをかけることで、アーモンドプードルの独特の風味が気にならなくなります。耐熱性のポリエチレン製密閉容器でも作れます。

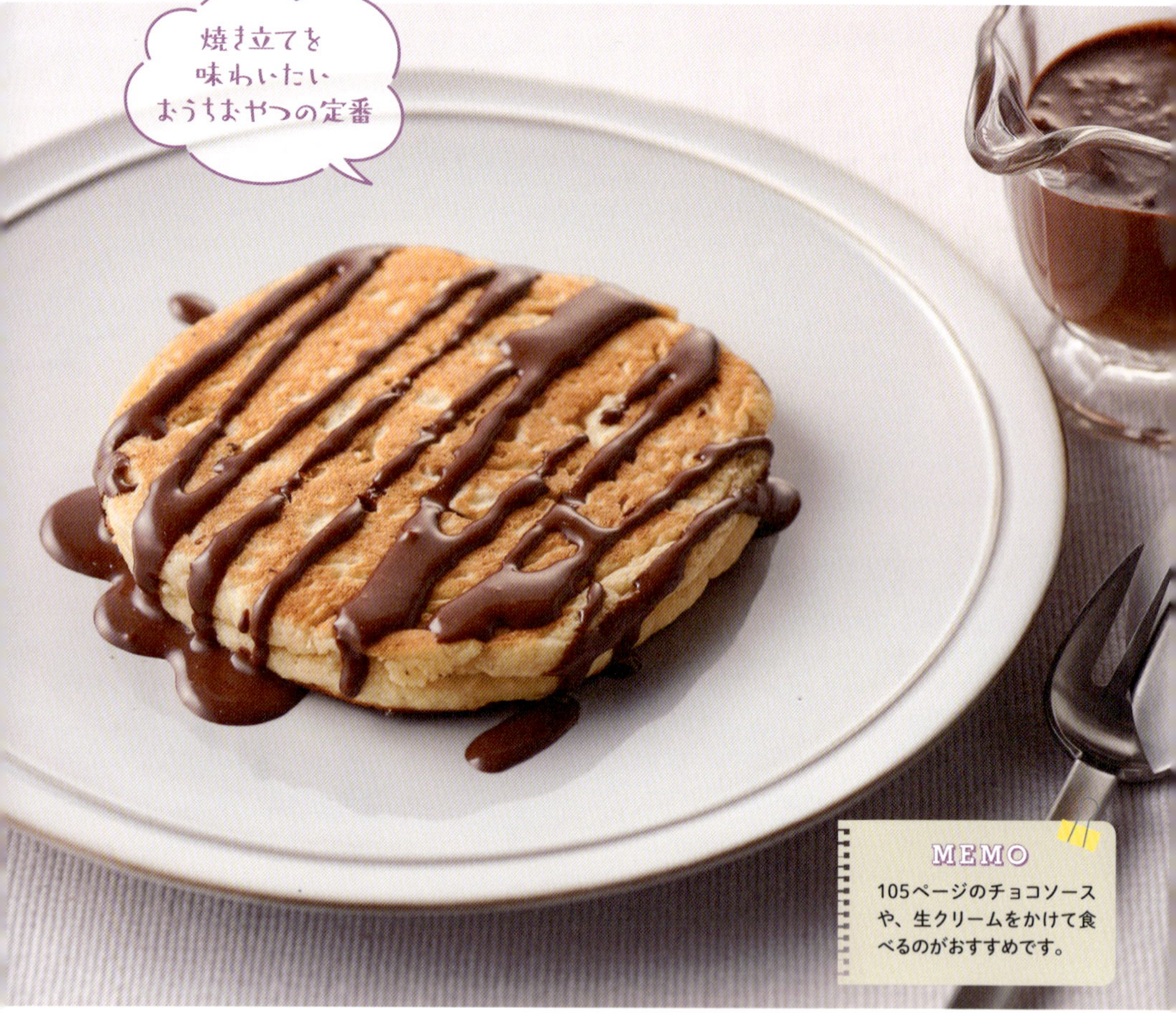

焼き立てを
味わいたい
おうちおやつの定番

MEMO
105ページのチョコソースや、生クリームをかけて食べるのがおすすめです。

ふっくらパンケーキ

1枚分 糖質 8.7グラム
1枚分 たんぱく質 14.5グラム
1枚分 脂質 38.5グラム

※チョコレートソース分の数値は入っていません。105ページを確認してください。

材料（2枚分）

Ⓐ
- ヨーグルト（無糖）…20グラム
- 生《なま》クリーム（動物性）…20グラム
- 顆《か》粒《りゅう》天然甘味料…15グラム

卵（L）…1個

マヨネーズ…5グラム

Ⓑ
- アーモンドプードル…110グラム
- カタクリ粉…小さじ2
- ベーキングパウダー…3グラム

無塩バター…4グラム

作り方

1 Ⓐをボウルに入れて泡立て器でまぜ合わせる。このとき、Ⓐのヨーグルトに入っているホエイ（上澄み液）は入れないようにする。

2 1に溶《と》いた卵を加え、泡立て器でまぜ合わせる。マヨネーズも加えてまぜ合わせ、Ⓑを加えてさらにまぜ合わせる。

3 フライパンに無塩バター1/2量を入れて弱火で溶《と》かし、2の生地を1/2量入れてふたをして3〜4分焼く。3〜4回に分けて生地を流し入れると、きれいで平らな形に仕上がる。

4 表面に火が通ってきたら、上下を返して再びふたをして3〜4分焼く。3〜 4を再度くり返し、もう1枚焼く。

手作りプロテインバー

1本分 糖質 0.7グラム
1本分 たんぱく質 4.6グラム
1本分 脂質 9.2グラム

材料（12本分）

無塩バター…40グラム
ミックスナッツ（素焼き）…35グラム
Ⓐ
- 顆粒《かりゅう》天然甘味料…30グラム
- 卵（L）…1個
- 生《なま》クリーム…（動物性）　大さじ2
- ホエイプロテイン…30グラム

アーモンドプードル（皮なし）…60グラム
ココアパウダー（無糖）…15グラム

作り方

1 無塩バターは室温に戻す。ミックスナッツは麺棒などで粗《あら》く砕《くだ》く。
2 1の無塩バターをボウルに入れ、泡立て器でまぜる。
3 Ⓐを上から順に加えていく。それぞれ材料を入れるたびに泡立て器でよくまぜ合わせる。
4 残りの材料を加え、ゴムベラで切るようにまぜていく。
5 ラップを敷き、その上に4をのせる。約1センチ厚の長方形になるようラップで包み、冷蔵庫で冷やし固める。12本の場合は18センチ×12センチが目安。
6 オーブンシートを敷いた天板にのせ、200℃に予熱したオーブンで20分焼く。
7 ほんのり焼き色がついたらオーブンから取り出し、1.5センチ幅に切る。
8 切り口を上にして、170℃のオーブンで15〜20分ほど焼く。

サクサク食感がクセになる！素朴でおいしいおやつ

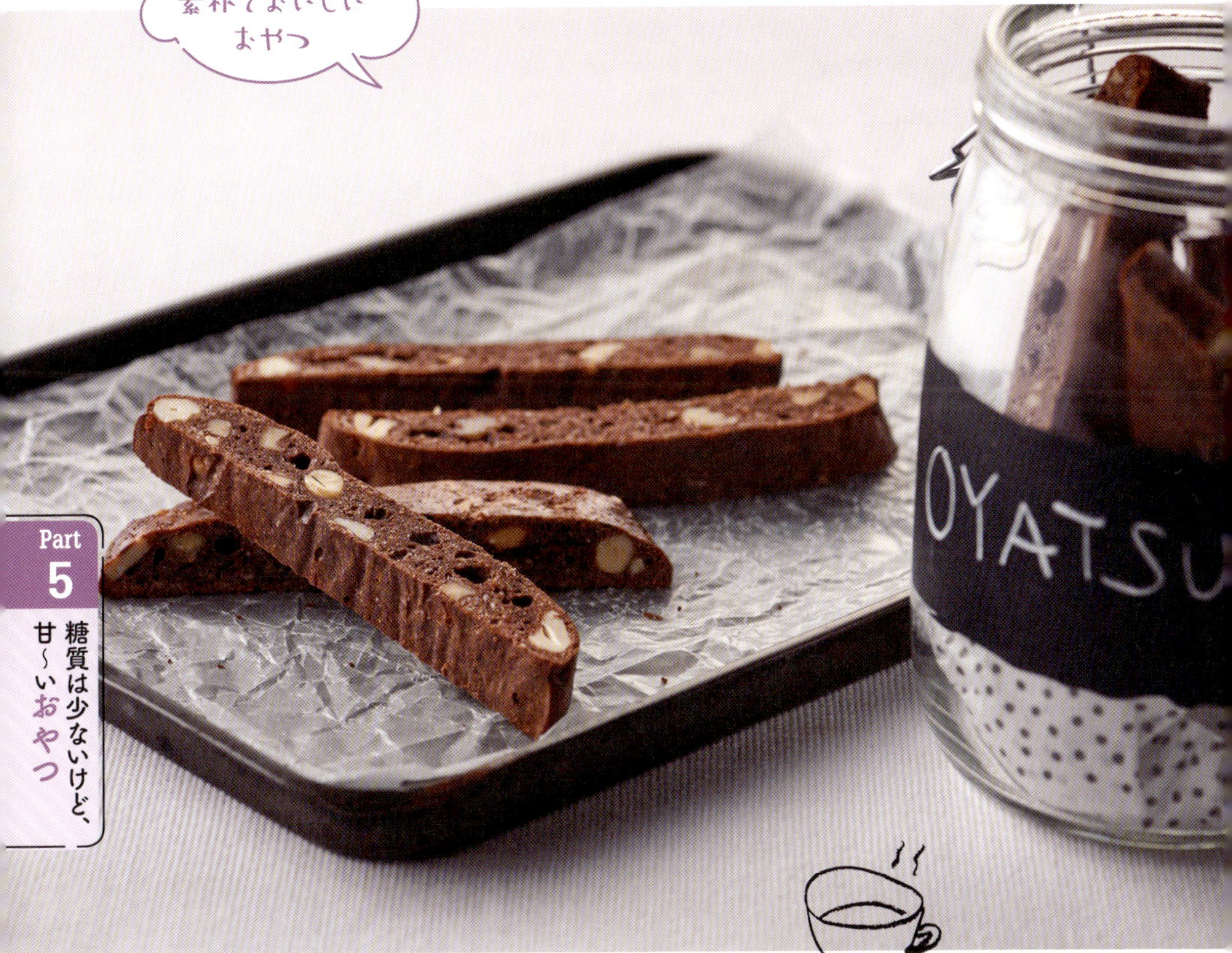

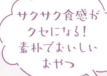

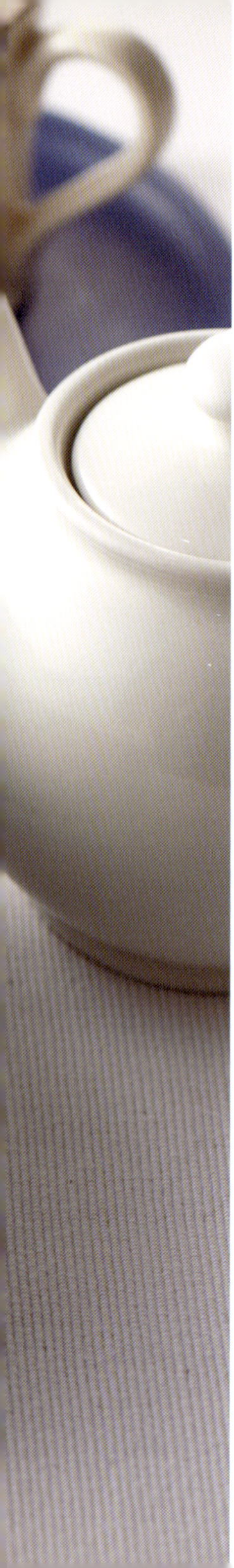

グルテンフリークッキー

材料 1回分(4人分)

1人分 糖質 3.5グラム
1人分 たんぱく質 6グラム
1人分 脂質 22グラム

無塩バター…30グラム
顆粒《かりゅう》天然甘味料…20グラム
卵黄…1個分
生《なま》クリーム(動物性)…5グラム
Ⓐ アーモンドプードル…(皮なし)100グラム
　 カタクリ粉…5グラム

作り方

1 無塩バターを常温に戻す。
2 1をボウルに入れ、泡立て器でまぜる。小さい泡立て器のほうが作りやすい。
3 顆粒天然甘味料、卵黄、生クリームを順に加える。それぞれ材料を入れるたびによくまぜ合わせる。
4 Ⓐを加え、ゴムベラで切るようにまぜる。決してねらないようにする。
5 ポロポロとした状態になるまでまぜたら、広げたラップの上に4をのせる。
6 ラップを使って生地のふちを折り込み、ラップの上から手のひらを当てて平らにする。
7 生地をラップで包み、冷蔵庫で30分以上冷やす。
8 まな板の上でラップを下にして生地をのせ、さらに上からラップをかけて綿棒《めんぼう》で5ミリの厚さに伸ばす。正方形に伸ばすと、あとで均等にカットしやすい。
9 上のラップをはずし、正方形に切る。下のラップと生地の間に手を入れ、生地をそっと浮かせてオーブンシートを敷いた天板にのせる。
10 170℃で予熱したオーブンに入れ、15～18分焼いたら取り出し、天板の上にのせたまま冷ます。

MEMO

作り方8～9で、途中、生地が崩れやすくなる場合は、再度冷蔵庫で冷やすと扱いやすくなります。粉チーズ、ココナッツファイン、シナモン、ゴマなどで、いろんなアレンジが楽しめます。完成した翌日まで置くと、サクサク感がさらに増しておいしくなります。

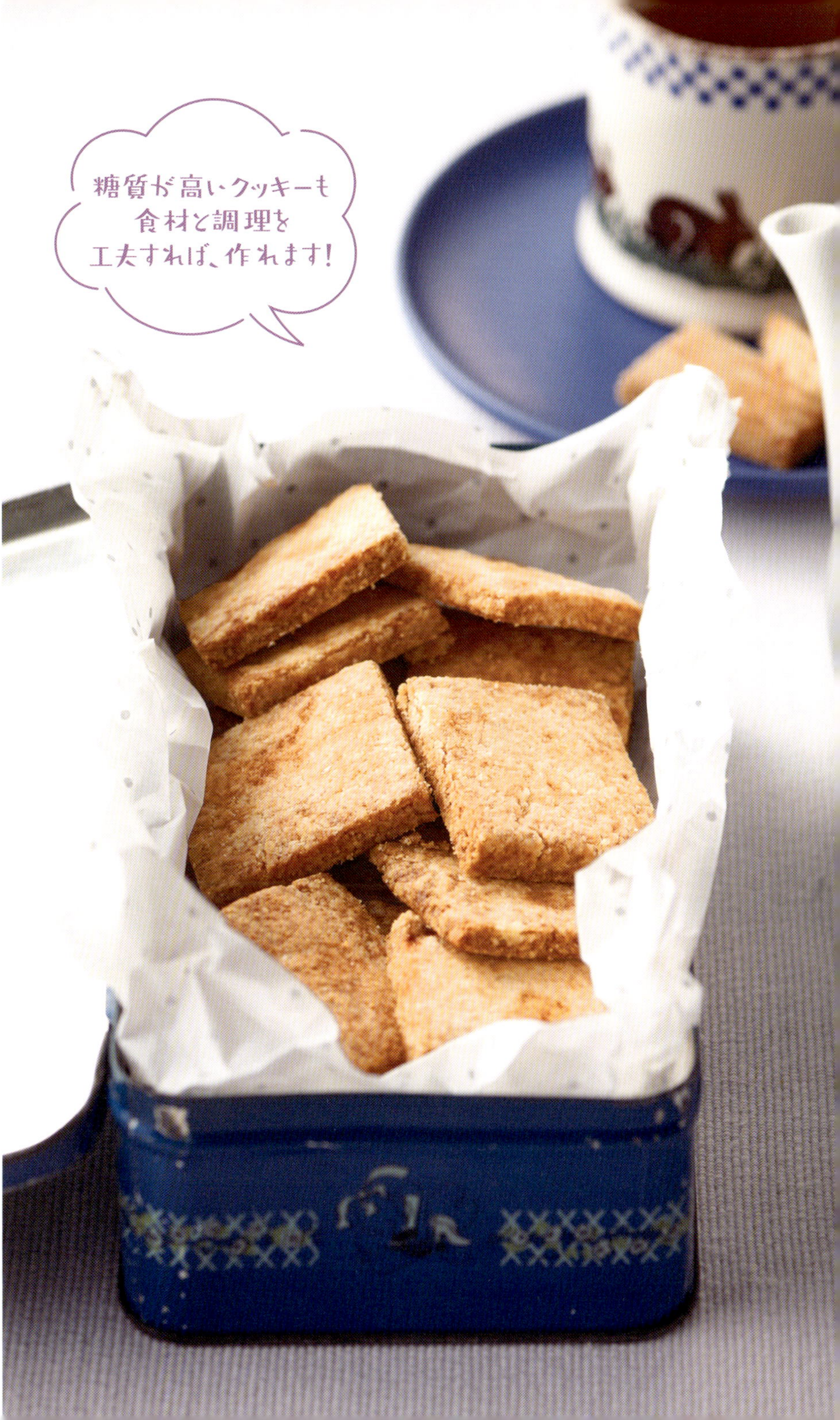
糖質が高いクッキーも
食材と調理を
工夫すれば、作れます！

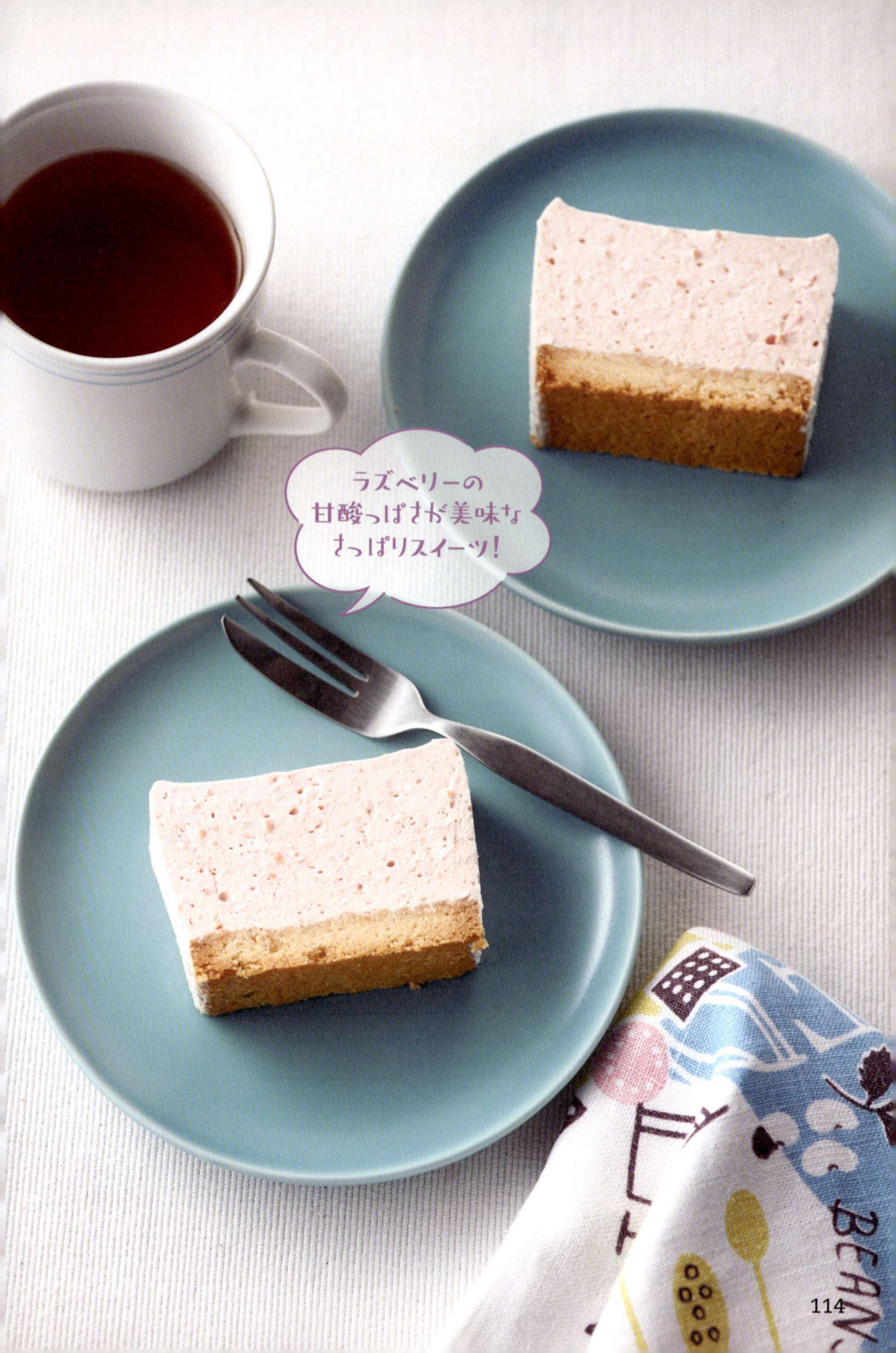
ラズベリーの
甘酸っぱさが美味な
さっぱりスイーツ！

1人分
糖質
3.8
グラム

1人分
たんぱく質
4
グラム

1人分
脂質
19.8
グラム

※すべて1人分を1/8量で算出

ラズベリーレアチーズケーキ

材料　パウンド型(8.7 × 21.5 × 6センチ)1個分

無塩バター…20グラム
クリームチーズ…150グラム
顆粒《かりゅう》天然甘味料…10グラム
Ⓐ アーモンドプードル(皮なし)…50グラム
　 カタクリ粉…5グラム
Ⓑ 冷凍ラズベリー…100グラム
　 顆粒《かりゅう》天然甘味料…40グラム
生《なま》クリーム(動物性)…150グラム
Ⓒ お湯(80℃以上)…大さじ3
　 粉ゼラチン…5グラム

作り方

1 無塩バターとクリームチーズは常温に戻す。
2 1の無塩バターをボウルに入れ、泡立て器でまぜる。
3 顆粒天然甘味料を加えて、さらにまぜ合わせる。Ⓐを加え、ゴムベラで切るようにまぜる。このとき、決してねらないようにする。
4 ポロポロとした状態になるまでまぜたら、オーブンシートを敷いたパウンド型に生地を入れ、スプーンで全体に押し広げる。
5 生地を平らにしたら、フォークで生地全体の表面に穴をあけ、170℃で予熱したオーブンで20〜23分焼く。焼き色がついたらオーブンから取り出し、粗熱《あらねつ》を取る。
6 Ⓑのラズベリーは自然解凍する。Ⓑを耐熱ボウルに入れ、500ワットの電子レンジで1〜1分半加熱する。ラズベリーの実が崩れて水っぽくなったら電子レンジから取り出し、スプーンでよくまぜる。
7 1のクリームチーズを大きめのボウルに入れ、泡立て器でなめらかになるまでまぜる。
8 6の粗熱が取れたらミキサーにかけ、7に少しずつ加えてムラなくまぜる。生クリームも少しずつ加えて、さらによくまぜ合わせる。
9 Ⓒを溶《と》かしてから8に加えて素早くまぜ合わせ、5のパウンド型に流し入れて冷蔵庫で2時間以上冷やす。

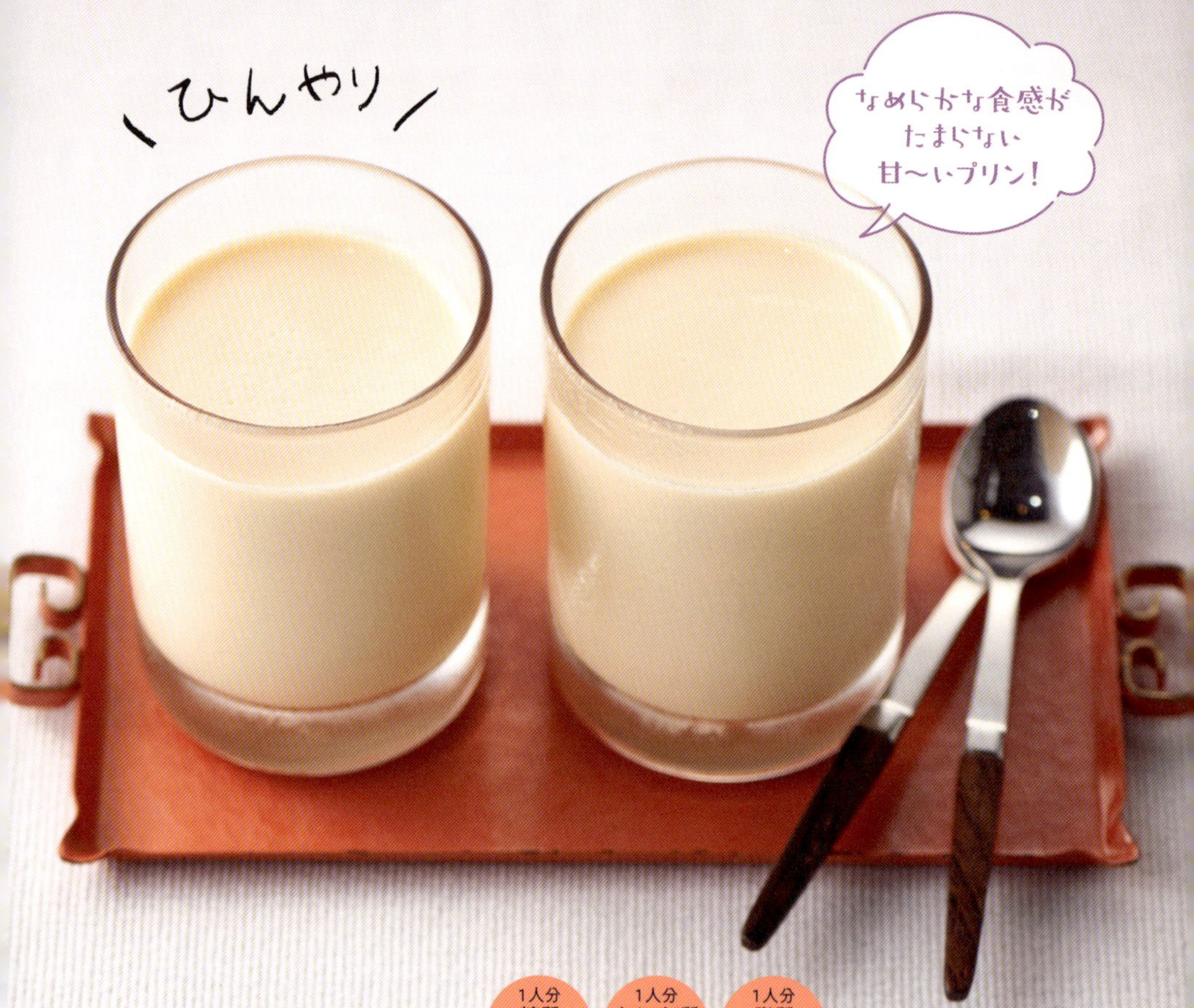
ひんやり
なめらかな食感が
たまらない
甘〜いプリン!

超簡単プリン

1人分 糖質 2.1グラム
1人分 たんぱく質 5.1グラム
1人分 脂質 34.5グラム

材料（3個分）

卵黄…2個分
生《なま》クリーム（動物性）
…1パック（200グラム）
顆《か》粒《りゅう》天然甘味料…30グラム
お湯（80℃以上）…50ミリリットル
粉ゼラチン…5グラム

作り方

1 ボウルの中に卵黄を入れて、泡立て器でまぜる。
2 鍋に生クリームと顆粒天然甘味料を入れて弱めの中火で加熱し、沸騰させないように気をつけながらゴムベラで静かにまぜる。
3 顆粒天然甘味料が溶《と》けたら火を止めて、お湯で溶いたゼラチンを加えてまぜる。
4 1のボウルの中へ3を少しずつ加えながら、泡立て器で泡立たないよう静かにまぜ合わせる。
5 4を茶こしでこしながら、カップへ均等になるよう流し入れる。
6 粗熱《あらねつ》が取れたら、冷蔵庫で2時間ほど冷やし固める。

カップで作るココアムースケーキ

1人分 糖質 2.7グラム
1人分 たんぱく質 2.7グラム
1人分 脂質 30.7グラム

材料（2人分）

生《なま》クリーム（動物性）…100グラム

Ⓐ
- 顆《か》粒《りゅう》天然甘味料…20グラム
- 生《なま》クリーム（動物性）…100グラム

無糖ココアパウダー…10グラム

お湯…大さじ1

粉ゼラチン…2.5グラム

作り方

1. 生クリームを大きめのボウルに入れ、氷水（分量外）に当てながらハンドミキサーでホイップさせておく。
2. 鍋にⒶを入れて泡立て器でまぜながら弱火にかける。
3. 顆粒天然甘味料が溶《と》けたら火を止め、無糖ココアパウダーを加えてまぜ合わせる。
4. お湯で粉ゼラチンを溶かし、鍋に加えて素早くまぜ合わせる。
5. 鍋を氷水（分量外）に当て、泡立て器でまぜながら冷ます。
6. 1のボウルに5を少しずつ加え、泡立て器でまぜ合わせる。
7. カップに均等に入れ、冷蔵庫で1時間以上冷やす。

ココアの濃厚な
美味しさが
押し寄せます！

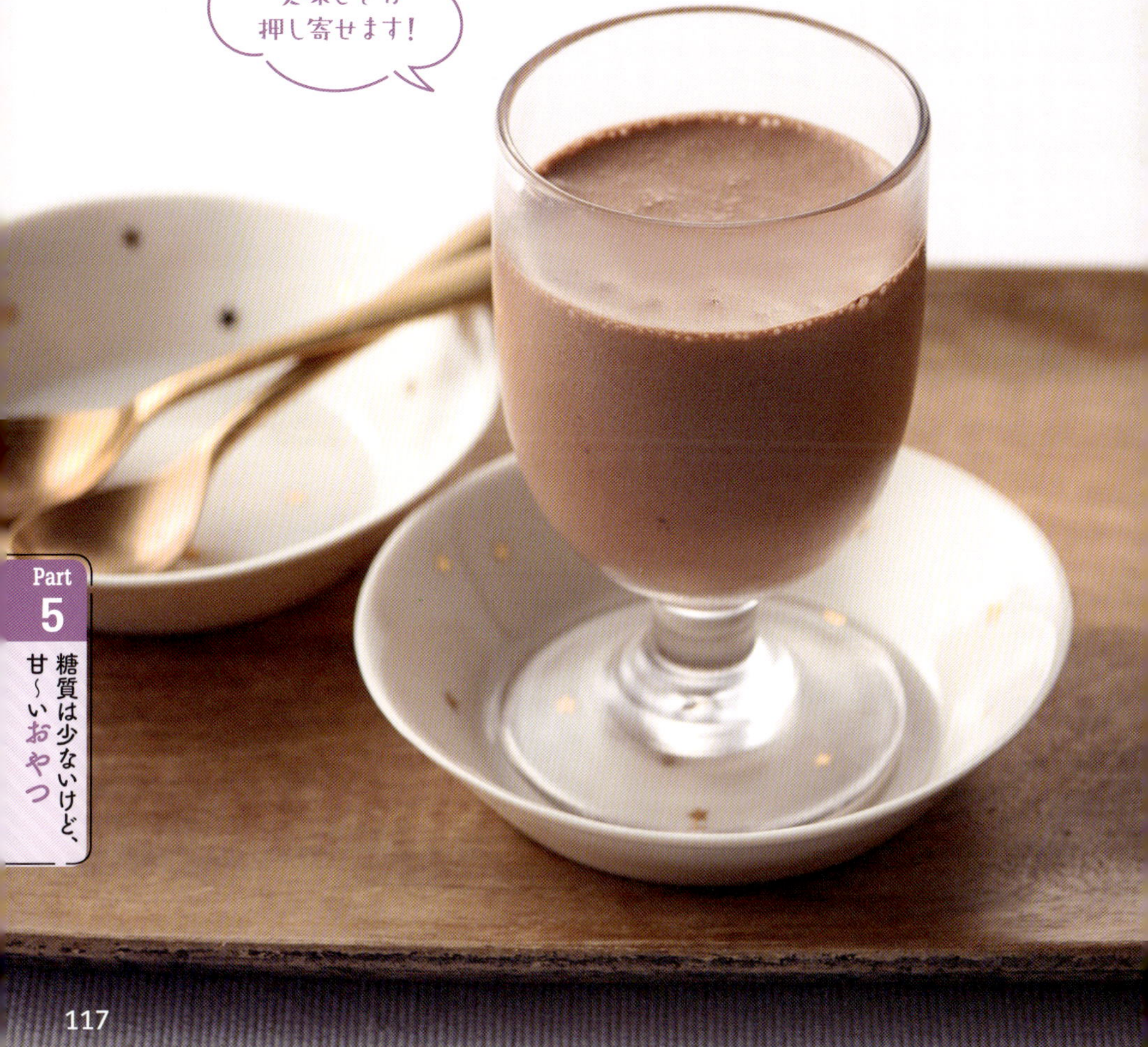

おわりに

小学４年生のときに発達障害の一つである「注意欠如・多動性障害（ＡＤＨＤ）」と診断され、その年から「藤川式食事栄養療法」を開始した私の息子は、現在（２０１９年）中学１年生になりました。この食事療法を実践しているとよくいわれるのが、「成長期の子供が糖質を控えたりしたら、エネルギーが足りなくなるのでは？」という意見です。

しかし息子は今、身長１５９センチ、足のサイズは27センチあり、ここ半年で、クラスで一番身長が伸びたようです。先輩お母さんたちに話を聞くと、たいていの子供はまず足が大きくなってから背が伸びるそうです。足がこれだけ大きいということは、息子の身長はまだまだ伸びるでしょう。糖質を控えても、問題なく成長していることが証明できていると思います。

先日、息子に「将来、一人暮らしをするようになったら、自由に好きなものを食べたい？」と聞いてみました。すると、「一人暮らしになっても今の食事を続ける。前の自分に戻りたくないから」という答えが返ってきました。息子自身、食事療法で生活のなかの困りごとがへり、勉強・部活・友達とのコミュニケーションがスムーズにできるようになったことを実感しているようです。

私の息子だけでなく、前著の出版から、「この食事療法を実践して、子供に明らかな変化があった」という声も多数いただいています。たとえば、「学校で鍵盤ハーモニカが急に上達したので、先生から『ピアノを習い始めたんですか？』と聞かれました」とか、「偏差値が急に上がりました」とか、「50メートル走で10秒台だったのが8秒台になりました」などです。報告を受けるたび、そのめざましい変化に驚かされます。

「発達障害と食事栄養療法」に関する情報発信とサポートを目的に立ち上げたフェイスブックのグループは、前著を出版する前の２０１９年1月時点でメンバーが約８６０名だったのが、２０１９年6月現在、１２００人を超えました。もちろん、そのなかには本を見て関心を持ち、メンバーになってくださったかたも多くいらっしゃいます。

とはいえ、私はもっともっと多くのかたに、食事で発達障害がよくなる可能性があるということを知ってほしいと思っています。

私が発達障害に関する本を出したことを知ると、「実はうちの息子も……」とか、「甥《おい》っ子が発達障害といわれた」と告白してくださるかたも多く、私が想像していた以上に発達障害の子供がふえていることを実感しました。だからこそ、お子さんの発達障害に悩んでいるかた、どうしたらいいかわからなくて困っているかたたちに、まずは食事でよくなっている事例があることを知っていただきたい。そして親御さんだけでなく、養護教諭の先生や、発達障害の子供を支援するかたたちにも広まってほしいと思います。

「子供の発達障害をなんとかしたくてともださんの本を読んでみたら、まるで自分のことが書かれているようだった」というお母さんもいらっしゃいました。お母さん自身がたんぱく質・鉄分不足だったというケースは、実はとても多いのではないかと推測します。藤川先生も「監修のことば」で述べてくださっているように、この食事療法は親子や家族全員で取り組めば、みんなが元気になるはずです。

　本書によって、たんぱく質・鉄分をしっかりとることの重要性を、一人でも多くのかたに気づいていただけることを、心から願っています。

２０１９年冬

ともだかずこ

監修のことば

ふじかわ心療内科クリニック院長
藤《ふじ》川《かわ》徳《とく》美《み》

私にいわせると、発達障害の子供に限らず、現代人はほぼ全員といっていいほど、たんぱく質・鉄分不足です。

そもそも日本人は、たんぱく質・鉄分を多く含む肉の摂取量が、欧米諸国と比較して圧倒的に少ない民族です。鉄分に関していえば、世界中の多くの国が、小麦粉や調味料などの食品にあらかじめ鉄分を添加して鉄補給対策を行っているのに対し、日本にはそうした対策もありません。

加えて、加工食品やコンビニエンスストアの普及により、栄養がすべて剥《は》ぎ取られた食品ばかりを口にするようになったため、鉄をはじめとするミネラルおよびビタミン類がほとんど摂取できていないのが現状です。そして、現代人が食べているものといえば糖質だらけ。甘いものや精製された穀物でおなかがいっぱいになり、じゅうぶんなたんぱく質がとれない状況になっているのです。

私は、健康な体を作るには、ＤＮＡとＡＴＰがポイントになると考えています。

ＤＮＡとは、遺伝子のことです。そこには生命体を維持するためのたんぱく質の作り方が書かれています。体内のたんぱく質は作っては壊し、作っては壊しをくり返しているため、常に食べ物から摂取して補給しなくてはなりません。ところが、たんぱく質の摂取量が少ないと、材料となるアミノ酸が不足し、使い古しのアミノ酸でたんぱく質が作られることになります。それは廃屋の材木で家を建て直すようなもの。その結果、遺伝子に不具合が生じ、正常なたんぱく質が作られなくなって病気へとつながっていくのです。

一方、ＡＴＰ（Adenosine Tri-phosphate）とは、生体内のエネルギーを貯蔵したり、供給したり、運搬を仲介したりする、いわば生きるためのガソリンのようなものです。ＡＴＰがじゅうぶんあれば元気に過ごせますし、ＡＴＰがなくなれば死んでしまいます。このＡＴＰは、ブドウ糖をエネルギー源にするよりも、脂肪酸をエネルギー源にするほうが、効率よくじゅうぶんな量を作ることができます。そして、それには鉄と各種ビタミンが必要となります。つまり、糖質中心の食生活で、鉄やビタミンが足りていないと、ＡＴＰがじゅうぶんに作られず、体は不調を引き起こすのです。

すべての病気は、この２つが原因といってよいでしょう。もちろん、発達障害も例外ではありません。

しかし、「糖質過多、たんぱく質・鉄分不足」があらゆる病気の原因であると訴えても、なかなか信じてはもらえません。医学部でもそんなことは教えてくれないので、医者にすら「そんなわけない！」と突っぱねられるケースがほとんどです。

そういう意味で、子供の発達障害の原因を「糖質過多、たんぱく質・鉄分不足」ととらえ、食事の大切さを伝えたともだかずこさんの前著『食事でよくなる！子供の発達障害』（マキノ出版）は、非常に画期的な内容だったと思います。この本を読んで、多くの人が栄養の大切さに気づき、食事の改善に取り組んでいただければ、きっと世の中は変わるはずです。実際、ともだかずこさんの本を読んで私のクリニックに来院する人もいるなど、反響はとても大きいと感じています。今回、第2弾となるレシピ集が出たことで、「やってみよう」と思うかたがさらにふえることを期待しています。

ともだ さんがお伝えしているのは、基本的には日常の食事から必要な栄養を摂取する方法です。一方、私のクリニックでは、肉や卵をしっかり食べる食事指導とともに、プロテインやサプリメントの摂取を積極的にすすめています。というのも、当院に来られるかたは重度のたんぱく質・鉄分不足のかたが多く、食事だけでじゅうぶんな栄養をとることはどうしてもむずかしく、プロテインやサプリメントを利用したほうが治療効果が高まると考えているからです。

プロテインがしっかり飲めさえすれば、効果は確実に現れます。重度のたんぱく質不足の人は胃腸の消化吸収能力が低下しているため、最初はムカムカして飲みにくいかもしれません。それでも少量からスタートして毎日飲む習慣をつけていけば、次第にたんぱく質が補充され、胃腸が整って鉄やビタミンのサプリメントも吸収されやすくなります。そうなれば、症状はぐんぐんよくなっていきます。

私がおすすめするプロテインは、大豆を原料としたソイプロテインではなく、乳清《にゅうせい》（牛乳から乳脂肪分やカゼインなどを除いた水溶液）を原料としたホエイプロテインです。人間は動物なので、植物性たんぱく質よりも動物性たんぱく質のほうが効率よく利用できるからです。

なお、肉や卵をしっかり食べて、サプリメントでも鉄分を補給するよう指導すると、よく心配されるのがコレステロールや鉄のとりすぎに関する問題です。これについては、まったく心配不要です。

確かに以前は、心疾患《しっかん》予防のためにコレステロールの摂取をへらす栄養指導が行われていました。けれども、この方針は今は退けられ、厚生労働省も２０１５年に日本人の食事摂取基準からコレステロールの上限値を撤廃しています。今や、コレステロールが高いほうが長生きできるという説もあるのです。

鉄に関しても、鉄過剰症になる危険があるのは静脈から注射したときのみです。口から摂取する限り、そのような心配は一切ありません。口から摂取した鉄は小腸でたんぱく質とくっつき、必要な分だけ吸収されるようになっているからです。適切な量を、体がちゃんと調節してくれるのです。

プロテインやサプリメントを使わず、食事だけで効果を得ようと思ったら、多少時間がかかるかもしれません。それでも、必ず効果は現れます。大切なのは、継続することです。

諦めずに、根気よく続けてみてください。

そして、子供の食事療法を成功させる秘訣《ひけつ》は、お母さんもいっしょにその食事を実践することです。お母さんの食事が変われば、家族の食事もおのずと変わります。それに、冒頭で述べたとおり、現代人はほぼ全員、たんぱく質・鉄分不足です。自覚はなくても、この食事療法を実践すれば、疲れにくくなったり、気持ちが穏やかになったり、頭がすっきりしたり、お母さん自身も何らかの変化が感じられるに違いありません。気持ちに余裕ができて、お子さんに合わせてメニューを工夫したり、臨機応変な対応もできたりするようになっていくでしょう。

ともださんのレシピを参考に、ぜひ家族全員で食事の改善に取り組んでみてください。お父さんもお母さんも子供さんも、全員が元気になるはずです。

プロフィール

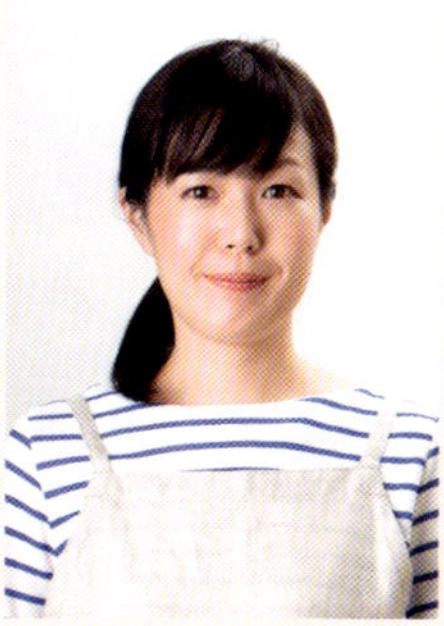

ともだかずこ

糖質オフスイーツ・家庭料理研究家、オーソモレキュラー・ニュートリション・エキスパート（栄養アドバイザー）、AGEフード・コーディネーター、国際薬膳食育師３級。2015年より高たんぱく＆低糖質な食事を実践するとともに、糖質オフメニューの開発を行う。インターネットで公開した糖質オフレシピは、糖質量を抑えるだけでなく栄養価が高いと実践者の間で話題となる。17年よりダイエットや生活習慣病予防をテーマに講座・講演活動を開始。管理人を務める「発達障害と食事栄養療法」に関するSNSグループはメンバー1,200人を突破。ボランティアで情報発信とサポートを行うなど食事栄養療法を広めるため活動中。著書に『はじめての糖質オフスイーツ』（法研）、『食事でよくなる！ 子供の発達障害』（マキノ出版）がある。

ホームページ　https://www.lch2015.com

藤川徳美（ふじかわ・とくみ）

1960年、広島県生まれ。医学博士。84年、広島大学医学部卒業。広島大学医学部附属病院精神神経科、県立広島病院精神神経科、国立病院機構賀茂精神医療センターなどに勤務。うつ病の薬理・画像研究やMRIを用いた老年期うつ病の研究を行い、老年発症のうつ病には微小脳梗塞が多いことを世界に先駆けて発見する。2008年、ふじかわ心療内科クリニックを開院。気分障害、不安障害、睡眠障害、ストレス性疾患、認知症に対して多面的な治療法を採用しながら治療にあたっている。

ふじかわ心療内科クリニックのホームページ

http://www.myclinic.ne.jp/fujikawa_cli/pc/clinic.html

参考文献

『食事でよくなる！ 子供の発達障害』ともだかずこ著、藤川徳美監修　マキノ出版
『うつ消しごはん』藤川徳美著　方丈社
『うつ・パニックは「鉄」不足が原因だった』藤川徳美著　光文社
『マンガでわかる ココロの不調回復 食べてうつぬけ』奥平智之著、いしいまきイラスト　主婦の友社
『ケトン体が人類を救う 糖質制限でなぜ健康になるのか』宗田哲男著　光文社
『肉・卵・チーズで人は生まれ変わる』渡辺信幸著　主婦の友社
『図解でわかる最新栄養医学 「うつ」は食べ物が原因だった！』溝口 徹著　青春出版社
『血液栄養解析を活用！うつぬけ食事術』奥平智之著　ベストセラーズ

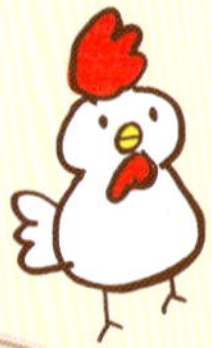

編集協力：成田知子
カバーデザイン：オフィス・ハル
本文デザイン：谷 由紀恵
撮影：市瀬真以
スタイリスト：木村柚加利
料理制作：しらいしやすこ
栄養計算：備生千香（管理栄養士）
食器：UTSUWA（03-6447-0070）

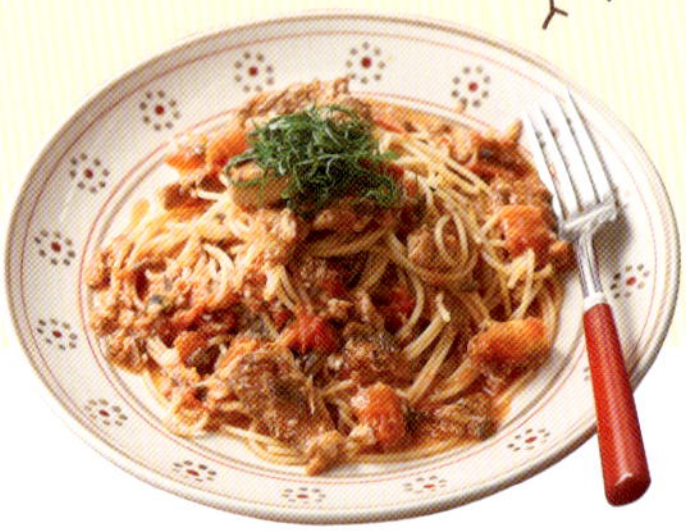

■ビタミン文庫

食事でよくなる！
子供の発達障害 実践レシピ集

2020年1月6日　第1刷発行
2022年4月3日　第3刷発行

著　者　ともだかずこ
監修者　藤川徳美
発行者　室橋一彦
発行所　株式会社マキノ出版
〒103-0025　東京都中央区日本橋茅場町3-4-2
KDX茅場町ビル4F
☎03-5643-2410
マキノ出版のホームページ　https://www.makino-g.jp/
印刷所
製本所　恵友印刷株式会社

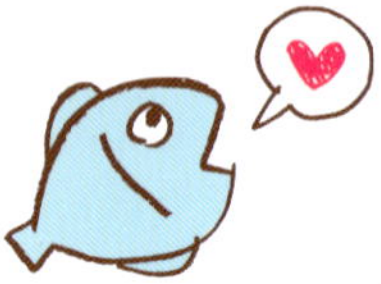

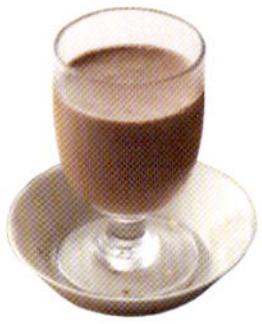

お問い合わせは、編集関係は書籍編集部（☎03-5643-2418）、販売関係は販売部（☎03-5643-2410）へお願いいたします。

定価はカバーに表示してあります。

ISBN 978-4-8376-1353-4